W0049598

Die heilsame Kraft des Waldes

Ina Schmitt

Die heilsame Kraft des Waldes

Die Sinne öffnen, Energie schöpfen,
zu sich selbst finden

INTEGRAL

Der Verlag dankt folgenden Rechteinhabern für ihre Abdruckgenehmigung:
Gedicht von Helmut Hagebach:
© Forstliche Versuchs- und Forschungsanstalt Baden-Württemberg (FVA)
Gedicht von Erich Kästner, Die Wälder schweigen, aus:
Doktor Erich Kästners lyrische Hausapotheke:
© Atrium Verlag AG, Zürich 1936 und Thomas Kästner.

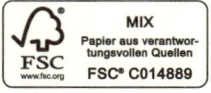

MIX
Papier aus verantwor-
tungsvollen Quellen
FSC® C014889
FSC
www.fsc.org

Verlagsgruppe Random House FSC® N001967

Erste Auflage 2018
Copyright © 2018 by Integral Verlag, München,
in der Verlagsgruppe Random House GmbH,
Neumarkter Straße 28, 81673 München
Alle Rechte sind vorbehalten. Printed in Germany.
Redaktion: Sabine Zürn
Umschlaggestaltung: Guter Punkt, München
unter Verwendung eines Motivs von (c) DmZ/shutterstock
Satz: Satzwerk Huber, Germering
Druck und Bindung: Friedrich Pustet, Regensburg
ISBN 978-3-7787-9287-2
www.Integral-Lotos-Ansata.de
www.facebook.com/Integral.Lotos.Ansata

Doktor Wald

Wenn ich an Kopfweh leide und Neurosen,
mich unverstanden fühle oder alt,
wenn mich die holden Musen nicht liebkosen,
dann konsultiere ich den Doktor Wald.

Er ist mein Augenarzt und mein Psychiater,
mein Orthopäde und mein Internist.
Er hilft mir sicher über jeden Kater,
ob er aus Kummer oder Kognak ist.

Er hält nicht viel von Pülverchen und Pille,
doch umso mehr von Luft und Sonnenschein!
Und kaum empfängt mich seine duft'ge Stille,
raunt er mir zu: »Nun atme mal tief ein!«

Ist seine Praxis auch sehr überlaufen,
in seiner Obhut läuft man sich gesund,
und Kreislaufschwache, die noch heute schnaufen,
sind morgen ohne klinischen Befund.

Er bringt uns immer wieder auf die Beine
Und unsere Seelen stets ins Gleichgewicht,
verhindert Fettansatz und Gallensteine;
bloß: Hausbesuche – macht er leider nicht!

(Helmut Dagenbach, 1986)

Inhalt

Vorwort

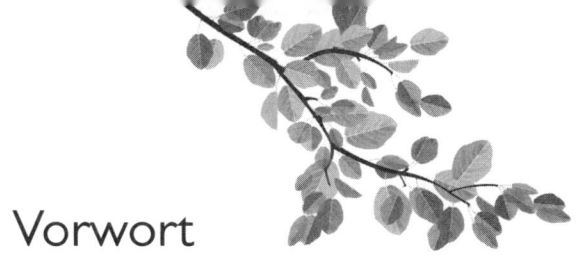

Mein entscheidendes Gespräch mit den Bäumen

Da saß ich also mitten unter der Woche in unserem Städtchen in einem Café und fühlte mich wie befreit. Ich hatte gekündigt. Jahrelang war ich im Vertrieb und Marketing tätig gewesen, mal im Innendienst, mal im Außendienst. Ich nahm an Konferenzen teil, gondelte mit meinem Geschäftswagen in Europa herum, besuchte Großkunden und Kleinkunden, schlief in teuren Hotels und nach der Grenzöffnung auch mal in Containerunterkünften. Ich traf die unterschiedlichsten Menschen – darunter die unterschiedlichsten Chefs. Meine Aufgaben bereiteten mir viel Freude, und ich hatte auch viele Erfolge zu verbuchen. Ich lernte aber auch an einer Arbeitsstelle Überlastung und schließlich Burn-out kennen. Irgendwann fühlte ich mich so krank, dass ich, ohne irgendeine Aussicht auf eine weitere berufliche Zukunft, ausstieg. Von heute auf morgen. Ich wusste nur, dass ich auf diese Weise nicht weiterarbeiten wollte.

Es war gerade die Zeit der Fußballweltmeisterschaft, und in meinem Heimatort Kaiserslautern als eine der Gastgeberstädte wimmelte es von fremden Menschen. Wer es auch miterlebt hat, erinnert sich gern: Es war ein fantastisches

Erlebnis, so viele unterschiedliche Kulturen friedlich und in Freude an einem Ort zu sehen. Es zog mich dennoch bald hinaus in den Wald. Es zog mich hinaus, weil ich für mich sein wollte. Ich brauchte Ruhe und Besinnung.

Kindheit auf dem Land

Während meiner Waldspaziergänge bewegten mich tief greifende Gedanken. Worauf gründete sich mein Leben? Welche sind eigentlich meine Wurzeln? Was will ich noch bewegen in meinem Leben? Und so kam es, dass ich mich an meine Kindheit erinnerte und an das, was mir meine engere und entferntere Familie auf meinen Weg mitgegeben hatte.

Als Kind hatte ich viel Zeit auf dem Bauernhof meiner Verwandten verbracht. Im hügeligen Kuseler Land half ich beim Kartoffelauslegen und bei der Ernte, fütterte die Hühner, planschte mit den Nachbarskindern im Dorfbrunnen, nahm die jungen Kätzchen auf den Arm und liebkoste sie, half beim Zwetschgen- und Apfelpflücken. Ich durfte der Kuh an die Zitzen fassen und mich darin üben, die Milch herauszupressen, während sie mit dem Schwanz hin- und herwedelte, um die Stallmücken zu vertreiben – vielleicht auch mich, weil ich das Melken doch noch nicht beherrschte. Später durfte ich von der abgekühlten Milch die Sahne abschöpfen und sie natürlich kosten. Im Sommer saß ich ganz oben auf dem Heuwagen oder direkt mit vorne auf dem Trecker. Wie gut musste man sich festhalten, wenn es die ausgewaschenen, holprigen Feldwege nach Hause ging, den Wind in den Haaren, die Sonnenstrahlen auf dem Gesicht. Einfach herrlich!

Abends standen meist Kartoffeln auf dem Esstisch, in der Pfalz »Grumbeere« genannt, auf unterschiedlichste Art und Weise zubereitet: mal gekocht (»Gequellde«) mit Quark, mal gebraten (»Gebrätelte«) mit Salat, mal als Suppe (»Grumbeersupp«), mal als »Verheiratete« mit Mehlklößen und Sahnesoße oder in Form von Waffeln (»Grumbeerwaffele«). Ja, die »Grumbeere« waren damals wesentlicher Bestandteil des Pfälzer Essens, da es billig war – und gut. Nur gelegentlich durfte ich beim Bäcker für das Frühstück ein paar Weißmehlbrötchen kaufen und ein paar Brausestäbchen für 10 Pfennig. Sonntags freute sich jeder auf den Braten mit Nudeln und Soße. Allergien oder ADHS kannten wir Kinder auf dem Dorf damals nicht. Der Hautausschlag am Bein rührte vielmehr von Brennnesseln, die am Bachufer wuchsen, und von Hühnerflöhen, die mich kurzzeitig heimgesucht hatten. Immer hatte ich schmutzige Fingernägel vom Spielen, außer samstags, wenn im Badezimmer das Feuer geschürt wurde und mich die Tante in die Badewanne steckte.

Glücklich und ausgepowert von der vielen Bewegung im Freien, schlief ich wunderbar in den dicken Federbetten aus Gänsefedern, deren Kiele mich manchmal piksten. Ab und zu wachte ich vom Schnarchen der Tante auf, mit der ich das (auch im Winter ungeheizte) Zimmer teilte. Nur wenn ich nachts auf die Toilette musste, wurde mir klar, dass das Stadtleben auch Vorteile hatte. Im Dunkeln die Treppe hinunter bis zum Plumpsklo neben dem Misthaufen zu schleichen war mir nicht geheuer. So nutzte ich dann eben den für diese Zwecke bereitgestellten Nachttopf unter dem Bett.

Es ist gerade die Einfachheit des Lebens,
der Kontakt zum Boden, zu den Elementen wie Wasser,
Erde, Feuer, Luft, was so beglückend sein kann.

Bei Großmutter im Wald

Auch meine Großmutter war sehr mit der Natur verbunden. Sie wohnte in einem kleinen Ort mitten im Pfälzerwald. Ihr Grundstück mitsamt einem kleinen Hexenhäuschen lag direkt am Waldrand. Ich liebte es, die Wochenenden und meine Ferien bei ihr zu verbringen. Sie hatte einen Schwarz-Weiß-Fernseher, aber den schalteten wir so gut wie nie an. Draußen war es viel aufregender. Wenn ich mit ihr und Dackel Poldi durch den Wald streifte, entdeckten wir die tollsten Sachen. Ganz spannend war es in der Herbstzeit, wenn wir auf Pilzsuche gingen. Der seltsamste Pilz, den wir jemals aßen, war die schwarzgraue, unscheinbare Totentrompete. Er schmeckte einfach köstlich.

Ich hatte sogar einen eigenen Kletterbaum. In der hintersten Ecke des Grundstückes hatte ich ihn entdeckt: eine hochgewachsene, kräftige Rotbuche mit weit ausladenden Ästen, die sie bereits am Boden ausgebildet hatte. Mit Leichtigkeit kletterte ich hinauf in den Baumwipfel. Von hier aus konnte man das ganze Tal überblicken, den Vögeln lauschen und seinen eigenen Gedanken nachhängen.

Vielleicht hat mir damals diese Rotbuche ihre Kraft einverleibt, dieses Urvertrauen, den »Draht« zu Mutter Erde.

Ich lernte von meiner Großmutter Schwimmen, Skifahren und wie man eine Milchkanne mit ausgestrecktem Arm herumschleuderte, ohne dass Milch herausfloss. Sie zeigte mir wild wachsenden Thymian auf der Wiese, wir gingen dem Geruch der Stinkmorcheln nach, bis wir sie fanden. Wir hatten unseren Spaß, wenn der Dackel durch die großen Laubhaufen stöberte, entdeckten Wildwechsel im Wald, sammelten Heidelbeeren, Brombeeren und Bucheckern, bastelten am Abend Kastanienmännchen. Es war eine sehr abwechslungsreiche und glückliche Zeit, in der ich viel gelernt habe.

Auf der Jagd

Mein Vater war ausgebildeter Jäger und besaß ein eigenes Revier. Wer einmal die Jägerprüfung bestanden hat, verfügt über ein unglaubliches Wissen über Tiere und Pflanzen. Und Vater gab sein Wissen gern weiter, wenn ich nur danach fragte. Natürlich brachte er auch des Öfteren ein selbst erlegtes Tier mit nach Hause, das er dann waidmännisch zerlegte. Der Hasenpfeffer, der Wildschweinbraten und das Rehgulasch schmeckten köstlich. Wenn ich die toten Tiere allerdings noch im Fell daliegen sah, wurde ich auch traurig. Vater erklärte mir dann, dass Jäger die nicht mehr vorhandenen natürlichen Feinde der Wildtiere ersetzen, damit keine Überpopulationen einiger Arten entstehen. Wir hatten Glück, dass wir ab und zu Wildfleisch

verspeisen durften. Wenn ich an die heutige Massentier-
haltung und die mit Medikamenten vollgestopften Tiere
denke, die zu Tausenden abgeschlachtet werden und deren
Fleisch wir ohne Bewusstsein verzehren, so habe ich mittlerweile ein wirklich ungutes Gefühl. Ein leckeres Schnit-
zel, Rindfleischgulasch, Leberknödel, Saumagen: Längst
habe ich meinen Fleischkonsum drastisch reduziert.

Jäger greifen auch ein, wenn Wildtiere an Krankheiten
und Seuchen leiden. Ein gewissenhafter Jäger führt sein
Waidhandwerk nicht aus Lust am Töten aus. Er ist auch
nicht ausschließlich für den gesunden, ausgeglichenen Fortbestand der Wildtiere zuständig. Er kümmert sich um den
Schutz der Natur, setzt sich dafür ein, dass Vogelschutzge-
hölze gepflanzt werden, Feldgehölzstreifen erhalten bleiben,
Biotope verbessert werden, Freiflächen für Wildkräuter
bewahrt oder geschaffen werden. Und wie kaum ein anderer beobachtet er die Geschehnisse im Wald.

Stundenlang auf dem Hochsitz zu verweilen und die
Wiese und den Waldrand zu beobachten, mag sich langweilig anhören. Für mich war es schon als Kind alles!

*»Zerstreutheit ist die Zivilisationskrankheit
der modernen Welt.«*

Wenn mein Vater verkündete, er würde mich abends einmal wieder zur Wildtierbeobachtung mitnehmen, war ich
Feuer und Flamme. Auch unser Rauhaardackel Casimir
wedelte freudig mit dem Schwanz, wenn Vater den großen
grünen Rucksack mit belegten Broten und der Thermos-
kanne füllte, Fernglas und Taschenlampe aus der Schub-

lade nahm, das Gewehr aus dem Schrank holte und die Wolldecke bereitlegte. Dann wusste Casimir genau wie ich, dass heute wieder ein Erlebnis auf dem Programm stand.

Möchtest du Wildtiere beobachten, solltest du wirklich leise sein und dich möglichst unauffällig verhalten. Beim Pirschen ist vollste Konzentration gefragt. Knackt ein Ästchen unter deinen Schuhsohlen oder trittst du versehentlich in trockenes Laub, so kann das Geräusch dem einen oder anderen Tier schon das Signal zur Flucht geben. Beim Pirschen fühlst du dich ein in die natürliche Umgebung. Nach und nach verschmilzt du mit ihr. Das ist etwas Wunderbares. Schon der Weg zu unserem Beobachtungsort war daher aufregend. Je tiefer wir in den Wald hineinkamen, desto leiser und achtsamer bewegten wir uns. Am Hochsitz angekommen, staunte ich jedes Mal über die beachtliche Höhe der Kanzel. Bestimmt waren es zwanzig Holzsprossen, die wir nun mitsamt Hund und Gepäck zu erklimmen hatten. Nachdem wir uns ein bisschen eingerichtet und die Wolldecke als Sitzauflage ausgelegt hatten, gab es erst einmal Abendbrot. An der frischen Luft schmeckte es mir immer besser als zu Hause. Nachdem auch der Hund seinen Zipfel Wurst genüsslich verspeist hatte, machten wir es uns bequem, zogen die Decke über die Knie und beobachteten den Waldrand. Bis heute beeindruckt es mich, dass man dabei die Natur hautnah und mit allen Sinnen erlebt. Alles, was um einen herum geschieht, ist real. Man ist nicht nur ein ferner Beobachter, sondern fast mittendrin im Geschehen.

Ich liebte es schon damals, den Übergang von Tag zur Nacht bewusst zu erleben. Dazu braucht es keinen romantischen Sonnenuntergang, sondern eine aufmerksame Wahrnehmung der Natur: Was passiert zu welcher Zeit? Welcher Vogel zwitschert noch eine Weile? Wie kommunizieren die Vögel miteinander? Welcher Vogel ruft nachts? Wie verändert sich die eigene Farbwahrnehmung bei fortschreitender Dämmerung? Wie verhalten sich die Insekten? Welche großen Wildtiere wagen sich als Erste auf die Waldwiese? Wer kommt danach? Was passiert, wenn sie sich begegnen? Welches Tier flüchtet? Gibt es einen Kampf? Wie riecht die Luft in der Dämmerung und in der Nacht?

> Wie ergeht es dir, wenn du einen bewegenden Film gesehen hast und abrupt die Werbung eingeblendet wird oder die Nachrichten folgen? Du wirst wieder aufs Sofa geholt oder in die nächste Story gezogen, die gar nichts mit dir zu tun hat. Wäre es nicht schöner, in deinem eigenen »Film« mitzuwirken?

Auch an diesem Abend auf dem Hochsitz war es inzwischen dämmrig geworden und der hoffentlich letzte Jogger auf dem nahe gelegenen Waldweg vorbeigehuscht. Außer dem harmonischen Gezwitscher der Vögel und dem sanften Rauschen des Windes in den Laubbäumen war kaum ein Laut zu hören. Vater hatte längst das Fernglas hervorgeholt und blickte über die Waldwiese hinüber zum Waldrand. Nichts zu sehen. Doch Casimir stellte plötzlich die Ohren. Da sah ich ihn geduckt im Gras sitzen: ein Fuchs! Er hielt die Nase in den Wind und schien Fährte aufzunehmen. Der Wind kam aus seiner Richtung, sodass er es vergleichsweise schwer hatte, uns zu wittern. Er setzte sich in Bewegung und schnürte über die Wiese, bis er plötzlich regungslos stehen blieb. Offensichtlich hatte er etwas entdeckt. Ganz unvermittelt machte er einen Satz und hatte wohl Glück gehabt. Durch das Fernglas konnte ich beobachten, dass er eine Maus im Fang hielt. Rasch verschwand er mit der Beute im Wald. Wäre er eine gute Viertelstunde später aufgetaucht, wären wohl die beiden Feldhasen, die sich endlich aus ihrer Sasse heraustrauten und mal hierhin, mal dahin hüpften, seine Hauptmahlzeit geworden. Plötzlich bellte es hinter uns im Wald. Es war nicht das Bellen eines Hundes, sondern das Schrecken eines Rehbocks. Wir bekamen ihn nicht zu Gesicht, doch kurze Zeit darauf traten nacheinander drei Ricken auf die Wiese. Rehe sind Fluchttiere und immer in Habachtstellung. Während sie die feinen Kräuter aus der Wiese zupften, hoben sie immer wieder den Kopf und hielten Ausschau, ob womöglich Gefahr lauerte. Der Waldkauz ließ von irgendwoher seinen eintönigen Ruf erklingen, wunderbar und ein bisschen schaurig.

Kennst du noch Langeweile? Eine lange Weile für dich sein? Das tut gut, denn auf diese Weise kommst du wieder zu dir.

Casimir war bereits in tiefen Schlaf verfallen, und auch ich war müde geworden. Da flüsterte Vater, dass wir nun abbaumen, also nach Hause gehen. Im Taschenlampenlicht packten wir unsere Sachen ein, und ich sollte als Erste die Leiter hinuntersteigen. Bedächtig kletterte ich Sprosse für

Sprosse hinab. Gerade wollte ich den Fuß auf den Waldboden setzen, da krachte es direkt hinter mir ganz fürchterlich im Unterholz. So schnell war ich die Leiter noch nie wieder hochgeklettert, und ich glaube, sie bebte durch mein Zittern. Vater leuchtete mit der Taschenlampe, und wir sahen gerade noch die Hinterläufe der flüchtenden Wildsau-Rotte. Sie hatten sich, für uns unbemerkt, an den Bach geschlichen, um dort zu suhlen.

Das Leben spielt sich direkt vor deiner Tür ab.
Nicht im Fernsehen, nicht im Kino, nicht am Computer.
Du kannst nie wissen, welches Abenteuer dein eigenes Leben
für dich bereithält. Bleib einfach offen.

Als mein Vater im Auto das Radio andrehte, bat ich ihn, es wieder auszuschalten. Unbewusst hatte ich die Ruhe des Waldes in mich aufgesogen. Und die Erlebnisse des heutigen Abends sollten nicht gleich wieder durch Geträller, Werbung oder Nachrichten überlagert werden. Er verstand es sofort.

Wenn du einmal wieder in den Wald gehst,
so werde dir seiner Ruhe bewusst.
Ruhe ist etwas anderes als Stille.
Stille kann auch angespannt sein.
Aber Ruhe ruht in sich. Ruhe tut uns einfach wohl.

Fragt man jemanden, wo er sich am besten erholt, so ist die Antwort in den meisten Fällen: draußen in der Natur, beim Spazierengehen, beim Wandern, beim Klettern, beim Radfahren, beim Segeln, beim Angeln. Irgendetwas treibt uns doch immer wieder hinaus in die Natur. Vielleicht ist es ein angeborener Instinkt, eine Sehnsucht, die uns in die Wiege gelegt wurde. Betrachtet man das Leben des modernen Menschen, stellt man fest: Wir haben heute kaum noch Berührungspunkte mit der Natur. Wir tragen Schuhe: kein Kontakt zum Erdboden. Wir kaufen Gemüse, Milch und Wasser beim Discounter: Der Bezug zur Herkunft unserer Lebensmittel fehlt. Wir fahren auf asphaltierten Straßen, gehen auf gepflasterten Wegen, errichten Häuser aus Beton. Wie soll der Mensch da ein tieferes Verständnis für die Natur erlangen?

Meine Wurzeln liegen im Wald

Ich tauchte nach und nach in meine Kindheitserinnerungen ein und reflektierte die letzten Jahre meines Berufslebens. Jeden Tag nahm ich mir mindestens eine Stunde Zeit, um hinaus in den Wald zu gehen.

Wie sollte es weitergehen für mich? An einem Tag war es, ich weiß es noch wie heute, trug ich wieder meine Last, diese Entscheidung treffen zu müssen, in den Wald. Ich wollte sie einfach abwerfen. Auf einer Anhöhe eröffnete sich vor mir ein breiter, gerader Waldweg. Links und rechts des Weges ragten hochgewachsene Buchen empor, deren Kronen sich sanft im lauen Wind wiegten. Die Sonne leuchtete durch das Blätterdach und erwärmte mit einzelnen Lichtstrahlen den weichen Boden. Ich zog die Wanderschuhe aus, um die Erde unter meinen Füßen besser zu spüren. Da stand ich nun barfuß mitten auf dem Weg, keine Menschenseele weit und breit. Wie immer war ich dankbar dafür, diese wunderbaren Momente wahrnehmen zu dürfen. Mit Wonne sog ich die Waldatmosphäre in mich ein. Ja, hier draußen war alles so frei und so leicht. Ich blickte nach vorn, dann nach oben in die Baumwipfel. Und da konnte ich nicht anders, als zu fragen: »Ihr Bäume, welchen Weg soll ich weiter einschlagen?« Ich sprach es nicht laut aus, sondern mehr in Gedanken. Noch nie zuvor war mir in den Sinn gekommen, mit Bäumen zu kommunizieren. Vielleicht war es die wunderbare, freundliche Stimmung im Wald, die mir diesen Impuls gab, vielleicht war es der breite Weg mit seinen Sonnenflecken, vielleicht der zarte Wind, der meine Haut streichelte. Vielleicht war auch einfach die Zeit gekommen, sich für etwas Neues zu öffnen. Ich weiß es nicht.

»Hol die Menschen in den Wald!
Wir können nicht anders, als hier zu stehen!«

Das war's. Im Bruchteil einer Sekunde hatten sie mir ihre Botschaft übermittelt – intuitiv, als eine Art Eingebung. Nun kannst du mich für verrückt halten, aber ab diesem Zeitpunkt war ich befreit. Das war mein künftiger Weg! Ich sah ihn in Gedanken schon vor mir.

»Danke, ihr Bäume!« – und diesmal rief ich es laut aus. Wie beflügelt lief ich zum nächstbesten Baum und umarmte ihn. Leichten Schrittes und voller Freude trat ich schließlich den Heimweg an.

Und schnell kam eines zum anderen. Meine Freundin präsentierte mir schon am nächsten Tag – und das war wirklich ein »Zu-Fall« – ein druckfrisches Heftchen, in dem die Ausbildung zur Natur- und Wildnispädagogin angeboten wurde. Parallel dazu fand ich eine Teilzeitstelle in einem Reisebüro für Fastenwanderungen und durfte dort zusätzlich die Praxisausbildung absolvieren.

Seit dieser Zeit befinde ich mich auf meinem Weg. Er war für mich bestimmt, meine Berufung also. Ob beim Wandern, beim Fastenwandern oder anderen Outdoor-Angeboten – Tausende von Menschen habe ich seitdem in die Natur, speziell in den Wald geführt, Erwachsene genauso wie Kinder und Jugendliche. Immer hatten sie am Ende des Tages ein Strahlen im Gesicht, waren lockerer, entspannter und begeistert. Und ich freue mich, dass mir meine Teilnehmer vertrauen. Von jemandem Vertrauen geschenkt zu bekommen, ist etwas Wunderbares und für mich gleichbedeutend mit Liebe. Beides erhalten und geben zu dürfen, ist für mich das Schönste. Was mir später durch das »Gespräch mit den Bäumen« auch klar wurde: Wir haben den Wald und die Natur noch nicht annähernd erforscht.

Der Wald ist für mich absolut wertvoll, weil ich bereits viele seiner Schätze kenne. Er trägt heilsame Kräfte in sich. Er kann uns wieder zur Heilung bringen. »Heil« ist »ganz«. Wir sind alle miteinander ein großes Ganzes. Allerdings haben wir uns davon abgewandt, sind eigene Wege gegangen. Ganz langsam finden wir wieder zu unseren Wurzeln zurück.

Lass mich dich nun an die Hand nehmen und dich in den Wald entführen, dir etwas von meinem bislang erworbenen Wissen weitergeben.

Bevor du aber weiterliest, empfehle ich dir, dass du das Buch zur Seite legst und einfach mal in den Wald gehst. Vielleicht jetzt gleich? Schreibe dir anschließend auf, was du erlebt hast, wie es dir ergangen ist. So hast du später den Vergleich: Wie sehe ich den Wald jetzt – und was verändert sich? Geh einfach hinaus. Der Wald macht etwas mit dir!

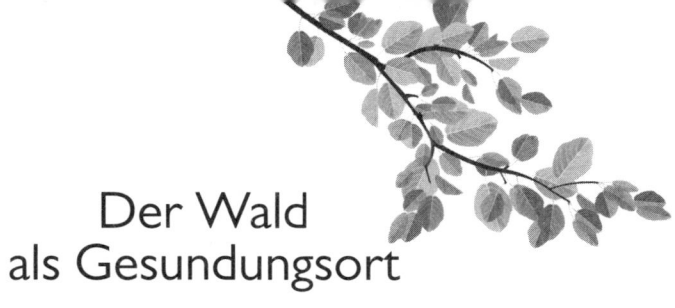

Der Wald
als Gesundungsort

Waldbaden oder im Wald baden?

Vor einigen Jahren erzählte mir eine der Teilnehmerinnen bei einer Wanderung, die Japaner hätten etwas Neues entdeckt. Sie würden es »Shinrin-Yoku« bezeichnen, übersetzt »Waldbaden«. Zuerst musste ich laut lachen. »Das bedeutet, in der Waldatmosphäre baden«, erklärte sie und kündigte an, mir den Zeitungsartikel darüber zu schicken.

Schon bei der Rückfahrt schwirrte das Thema durch meinen Kopf: In einem Waldsee baden ist nichts Ungewöhnliches. Auch »Waldduschen« kannte ich, und sofort fielen mir einige natürliche und ein paar von Menschenhand angelegte Plätze im Pfälzerwald ein. Aber in der »Waldatmosphäre baden«?

Mit der Badewanne im Wald

Das wollte ich ausprobieren! Und weil ich ein bisschen verrückt bin, im Sinne von ver-rückt vom Normalen, und mein Partner ähnlich tickte, verfrachteten wir andertags kurzerhand die alte Zinkbadewanne aus dem Schuppen in den klapprigen VW-Bus und fuhren in den Wald. So testeten wir im Sommer 2015 unsere Art des »Waldbadens« aus, ohne uns vorher weiter informiert zu haben. Ich sage dir: Wir hatten viel Spaß! Gemeinsam trugen wir die Zinkbadewanne mal dahin, mal dorthin, legten uns abwechselnd in die – wohlgemerkt – ungefüllte Badewanne und ließen den Wald auf uns wirken. Mal stellten wir sie in einem reinen Buchenwald auf, mal am Rand einer Fichtendickung, mal im hohen Gras einer Waldlichtung. Schließlich fanden wir in der Nähe eines Baches den Platz, von dem wir beide dachten: Hier kann man genial »waldbaden«. In einem Mischwald mit Kiefern, Buchen und Tannen, von Sonnenstrahlen durchströmt und mit einem weichen, moosbedeckten Waldboden, fühlten wir uns absolut wohl. Es war Hochsommer, im Wald duftete es wunderbar nach durchwärmter Erde und Kiefernharz. Die Vögel zwitscherten in Harmonie, die Bienen summten, der Bach plätscherte vor sich hin, und durch die neue Perspektive, auf dem Rücken liegend, zeigte sich uns der Wald von einer unbekannten Seite. Eine wunderbare Glückseligkeit überkam uns.

Hast du schon einmal etwas Verrücktes gemacht? Dabei denke ich an etwas, das keinem anderen schadet. Einmal stellte ich meinen Wanderteilnehmern genau diese Frage. Es kamen Antworten wie: nachts im Freibad schwimmen gehen, Liebe machen auf der Dachterrasse eines Hochhauses, sich mal außerhalb der Faschingszeit etwas Auffallendes anziehen und auf die Reaktionen anderer warten, einen Tag Bagger fahren, Fallschirmspringen und vieles mehr.

Egal ob schon erlebt oder noch eine Sehnsucht: Bei den meisten Antworten war die Umsetzung in die Realität gar nicht schwer, aber der Effekt definitiv nachhaltig.

Mal etwas Verrücktes machen, ist eine Befreiung von den (eigenen oder auferlegten) Zwängen.

Weil es an diesem Tag ziemlich heiß war, stellten wir unsere Badewanne irgendwann direkt ans Bachufer, um etwas Abkühlung zu genießen. Kurzerhand füllten wir mit einem Eimer das frische Wasser in die Wanne. Oh, das war wirklich sehr erfrischend! Mein Freund traute sich als Erster hinein. Er ist immerhin ein »Kaltduscher«. Ich wagte es erst etwas später, nachdem die Sonne das Wasser schon etwas erwärmt hatte.

Wir lauschten den Geräuschen des Waldes und ließen es uns einfach gut gehen. Natürlich gab es auch Stechmücken, und im Laub lauerten Zecken auf »Beute«. Aber das störte uns wenig. Wer uns dann gegen Abend wirklich störte, war ein Jäger.

»Was machen Sie denn da?«, kam die forsche Frage. Etwas skeptisch schaute er unsere Badewanne an, dann unseren VW-Bus, den wir ein paar Meter entfernt auf einem Parkplatz abgestellt hatten. »Waldbaden!«, antworteten wir lachend wie aus einem Mund. Der Jäger verzog nur das Gesicht und schüttelte verständnislos den Kopf. Dann verwies er auf ein Schild: *Campieren verboten*. »Hier darf man nicht übernachten!«

So wurden wir abrupt in die Realität zurückgeholt. In die Realität des Jägers. Noch an diesem Abend fingen wir zu Hause damit an, uns mit dem Waldbaden zu beschäftigen. Dabei erfuhren wir sehr schnell, dass man dazu gar keine Badewanne braucht.

> Was uns dieser Jäger nicht nehmen konnte und was dir keiner nehmen kann, sind deine Erlebnisse. Ob schön, glücklich machend oder traurig – du hast sie erlebt und trägst sie in dir. Jede Erfahrung ist wertvoll. An der einen erfreust du dich, an der anderen wächst und reifst du.

Waldbaden aus medizinischer Sicht

Shinrin-Yoku oder Baden in der Waldatmosphäre ist nicht nur in Japan, sondern auch in Europa ein starker neuer Trend, seit die Forschung die heilende Wirkkraft des Waldes wissenschaftlich nachweisen konnte.

Waldluft wirkt wie Medizin

Der japanische Medizinprofessor Qing Li der Nippon Medical School in Tokio fand mit seinem Team aus japanischen, koreanischen und chinesischen Wissenschaftlern heraus, dass Waldbaden die Gesundheit auf vielfache Weise fördert. Ihre Erkenntnisse beruhen auf den gemessenen Körperwerten von Probanden vor und nach dem Waldbaden, deren Speichel, Harn, Blut und Blutdruck untersucht wurden, im Vergleich zu Probanden, die sich in der Stadt aufhielten.

Es zeigte sich, dass durch mehrstündigen Aufenthalt im Wald die Cortisol-Konzentration im Blutserum gesenkt und Adrenalin und Noradrenalin im Harn reduziert wurden. Ebenso sanken Blutdruck und Puls der Probanden. Im Gegenzug erhöhte sich die Zahl der Natürlichen Killerzellen (NK), die zur Gruppe der Lymphozyten gehören, und der Körper produzierte mehr Proteine. Killerzellen und Proteine sind nicht nur wichtig, um Bakterien und Viren im Körper unschädlich zu machen. Sie können auch Krebszellen erkennen und leiten deren Zelltod (Apoptose) ein. Die erhöhte Anzahl der Killerzellen war auch sieben Tage nach einem Waldaufenthalt noch deutlich messbar. Nach einem Aufenthalt von zwei bis drei Tagen im Wald blieb die erhöhte Anzahl der Killerzellen sogar bis zu 30 Tage konstant.

Diese Messwerte gehen auf das »Einatmen der Waldatmosphäre« zurück, so die Wissenschaftler. Sie untersuchten vor allem die Wirkung der aromatischen Duftstoffe der Bäume, Sträucher und Gräser des Waldes, die sogenannten Terpene, auf den Menschen. Sie sind die Hauptbestandteile der in Pflanzen produzierten ätherischen Öle, wie wir sie auch zum Beispiel von Lavendelblüten kennen. Viele Terpene werden als Duftstoffe in Parfums oder Kosmetik oder bei der Aromatherapie verwendet.

Diese organischen Verbindungen in Pflanzen haben verschiedene Funktionen, dienen aber alle einem Zweck: nämlich den Fortbestand, die Gesundheit und das Überleben von Bäumen und Pflanzen zu sichern. Die Wissenschaft steht bei der Erforschung ihrer biologischen Funktionen meines Erachtens erst ganz am Anfang.

Es ist bekannt, dass Pflanzen mit ihrem süßen Duft Insekten und andere Tiere anlocken, um durch sie die Bestäubung und dadurch ihren Fortbestand zu sichern. Andere schützen sich vor Schädlingen, indem sie zur Abwehr einen beißenden Geruch abgeben. Sie können durch die chemischen Verbindungen sogar ihre Nachbarpflanzen warnen und sie dazu anregen, ebenfalls aggressive Duftstoffe zu produzieren, etwa gegen Raupenbefall. Erkrankte Pflanzen erzeugen antibiotisch wirkende Abwehrstoffe, um Bakterien und Pilze abzutöten. Nadelbäume stellen durch Terpene eine Art Frostschutzmittel für ihre Nadeln her. Wenn die Sonne ausdauernd scheint, duften Nadelwälder besonders intensiv und würzig. Um sich vor der intensiven Sonneneinstrahlung zu schützen, geben ganze Waldgebiete die für unsere Nasen nach Harz duftenden Terpene ab. Durch die Abgabe von Millionen Tonnen an Terpenen in die Atmosphäre wirken die Wälder klimakühlend. Damit leisten sie einen wichtigen Beitrag zur Reduzierung der Erderwärmung. Schon allein aus diesem Grund sollten Wälder nicht großflächig abgeholzt werden.

Waldtherapie

Waldbaden ist in Japan und in den USA inzwischen eine anerkannte Gesundheitstherapie und wird in Verbindung mit achtsamen Atemübungen und Meditation auch gestressten Geschäftsleuten und Managern empfohlen. Ausgedehnte Waldspaziergänge wirken ferner wie eine Sauerstofftherapie. Waldbaden gehört in diesen Nationen inzwischen zu einem gesunden Lebensstil dazu.

Längst ist in Japan ein eigener Studiengang entstanden, der als »Forest Medicine« bezeichnet wird. Die Wissenschaftler gehen anhand von Luftproben davon aus, dass die Duftstoffe im Wald medizinische Eigenschaften und eine heilende Wirkung auf den menschlichen Organismus haben. Das Immunsystem des Waldes überträgt sich sozusagen auf das Immunsystem des Menschen. Die Waldluft stärkt unsere Abwehrkräfte und kann antidepressiv, antibakteriell und entzündungshemmend wirken. Nadelbäume wie Kiefern, Fichten, Tannen, Zedern, Zypressen und Pinien rangieren dabei an vorderer Stelle. Aber auch zum Beispiel Buchen, Eichen, Birken und Haselsträucher geben Terpene an die Luft ab. Es ist offensichtlich die Gesamtheit an Düften, die so förderlich auf den Menschen wirkt. Übrigens kannst du speziell nach einem sommerlichen Regenguss im Wald einen wunderbaren Cocktail an Terpenen über deine Nase und die Haut aufnehmen.

Trotz der vielfältigen wissenschaftlichen Studien über die positiven gesundheitlichen Auswirkungen der Walddüfte kann man die Wirkkraft des Waldes aber nicht auf die Terpene reduzieren. Es gehören zum Beispiel auch visuelle und akustische Reize dazu. Ferner muss ich bemerken, dass unsere Gesundheit von vielen unterschiedlichen Einflüssen abhängig ist. Dazu zählen auch das seelische Wohlbefinden, die Ernährung, die genetischen Anlagen, das tägliche Arbeitspensum, Sorgen und Nöte, Elektrosmog, Luft- und Lichtverschmutzung. Einige Menschen, die ich kenne, sind an Krebs erkrankt, obwohl sie sich so gut wie täglich im Wald aufhalten.

Für mich steht fest, dass der Wald definitiv einen positiven Einfluss auf den Menschen hat, aber eben nicht nur auf das Immunsystem, sondern ganzheitlich. Umgekehrt wirkt auch der Wald in seiner Ganzheit. Die Waldluft ist nur eines von vielen Puzzleteilen, auf die im weiteren Verlauf des Buches eingegangen wird. Der Wald ist als ein riesiger Organismus zu verstehen, in den wir eintauchen können und mit dem wir uns auf eine Weise, die wir noch nicht überschauen können, austauschen.

Auch bei uns ist der Trend des Waldbadens inzwischen angekommen. Angesichts zunehmender Feinstaubbelastung und ihrer schädlichen Auswirkung auf die Atemwegsorgane wird der Wald als heilkräftiger Lebensraum wiederentdeckt. Dabei baden wir ja schon seit Jahrzehnten im Wald. Der mehrstündige, bewusste Aufenthalt im Wald hat einfach nur einen Namen gebraucht! Mit einem handfesten Begriff lässt sich offensichtlich mehr erreichen. Ich bin froh, dass die Menschen nun auch anhand von wissenschaftlich belegten Daten und Fakten die Wertigkeit des Waldes verstehen lernen. Waldbaden ist dafür ein wichtiger Türöffner.

Waldbaden als Tourismustrend

Mittlerweile hat das Thema auch den Tourismus erreicht. In Mecklenburg-Vorpommern wurde der erste Kur- und Heilwald in Europa angelegt. Auch im Schwarzwald hat man Waldbaden bereits ins Tourismusangebot aufgenommen. Offensichtlich ist Waldbaden eine gute Marketing-strategie, um mehr Menschen in die Region zu locken. Grundsätzlich halte ich das für eine gute Idee, schon allein aus dem Grund, weil es in unserem dicht besiedelten Land Regionen des Rückzugs und der Stille braucht.

Wahrscheinlich verhält es sich mit dem Waldbaden so wie mit den angelegten Barfußpfaden. Du kannst eigentlich jederzeit und wo immer du möchtest, barfuß gehen. Aber wenn ein Barfußpfad ausgewiesen ist, sind die Menschen eher dazu bereit, Schuhe und Strümpfe einmal auszuziehen und in direkten Hautkontakt mit dem Boden zu gehen. Bleibt also zu wünschen, dass es in der Zukunft auch mehr »Waldbaden-Pfade« gibt.

Jeder Wald hat seine ganz eigenen Qualitäten, je nach Zusammensetzung der Baumarten und Pflanzen, die darin wachsen. Wichtig finde ich einfach, dass man bewusst in den Wald geht und seine Sinne öffnet.

Der Wald wirkt mit dir

Nach den medizinischen Erkenntnissen der japanischen Wissenschaftler hat der Wald einen positiven gesundheitlichen Einfluss auf uns. Doch es ist wie mit Medikamenten: Glaubst du an ihre Wirkung, wirst du wahrscheinlich rascher gesund werden. Die Kraft der Gedanken ist ein mächtiges Werkzeug, das wir nutzen können.

Unsere Vorstellungskraft ist so groß und stark, dass wir sogar körperliche Prozesse einleiten und beeinflussen kön-nen. Vielleicht hast du schon einmal deine Aufmerksamkeit auf deinen Arm gelenkt und ihn dir als »warm und schwer« vorgestellt. Tatsächlich hattest du bald das Gefühl, dass es wirklich so sei. Die Macht der Gedanken kann dir auch das Wasser im Mund zusammenlaufen lassen. Probier es doch mal aus:

Stell dir eine Zitrone vor. Eine saftige, gelbe Zitrone (am besten eine Biozitrone, sonst riechst du nur das Spritzmittel). Nimm in Gedanken die Zitrone in deine Hände. Wie fühlt sich die Schale an? Rau oder glatt, kühl oder warm? Führe die Zitrone an die Nase, und rieche gedanklich an ihr. Nun nimmst du in Gedanken ein Messer und schneidest sie in vier Schnitze. Beiße in einen Zitronenschnitz hinein. Was passiert bei dir? Hast du die Säure im Mund gespürt, obwohl du gar nicht in eine echte Zitrone gebissen hast?

Deine Gedankenkraft kannst du auch im Wald nutzen. Der Wald wirkt nicht nur selbst aus sich heraus, sondern mit dir zusammen. Bist du dir dessen bewusst, dass der Wald einen positiven gesundheitlichen Einfluss auf dich hat, wirst du einen viel größeren Nutzen aus deinem Aufenthalt im Wald ziehen, als wenn du einfach nur unachtsam hindurchgehst. Sei also aufnahmebereit, gehe bedächtig und langsam, öffne deine Sinne! Mache dir bei jedem Schritt bewusst, dass dir die Waldatmosphäre wohltut.

Im Verlauf dieses Buches wirst du verschiedene Übungen zur besseren Wahrnehmung kennenlernen. Dadurch wirst du noch viel mehr über den Wald erfahren und seinen Wert verstehen lernen.

Um die Waldgerüche aufzunehmen, empfehle ic.
eine erste und sehr effektive Übung. Sie bewirkt nicht nu.
dass du deinen Geruchssinn aktivierst und die laut den
Wissenschaftlern gesundheitsförderlichen Terpene bewusst
in dich einatmest, sondern auch, dass du einen ersten guten
Kontakt zum Wald bekommst.

Atemübung

Diese Atemübung machst du, wenn du schon ein gutes
Stück in den Wald hineingelaufen bist. Nimm die Waldatmosphäre mit deiner Nase auf. Bleib stehen und halte die
Nase in den Wind. Immer wenn du einatmest, soll sich dein
Bauch heben. Wenn du ausatmest, soll sich dein Bauch sen-
ken. Einatmen – Bauch hebt sich. Ausatmen – Bauch senkt
sich. Stell dir vor, dass du bei jedem Einatmen die heilsa-
men Kräfte des Waldes in dich aufnimmst. Bei jedem Ausatmen lässt du den Schmutz aus deinen Lungen heraus. Du
kannst auf diese Weise auch Sorgen herausatmen und sie
dem Wald übergeben, der sie aufnimmt und transformiert.
Einatmen – heilende Energie fließt in mich ein. Ausatmen –
Sorgen loslassen.

Verstärkend kannst du die Luft auch visualisieren. Stell dir
beim Einatmen vor: Heilende goldene Luft strömt in dich
ein. Ausatmen: Graue verbrauchte Luft fließt heraus. Nutze deine Vorstellungskraft! Probiere aus, welche Farben dir
für die Visualisierung am besten liegen.

Hast du ein krankes Organ, kannst du dir vorstellen,
dass an diesem Organ deine Nase sitzt. Du atmest also
direkt durch das kranke Organ die heilsame Waldluft ein

und atmest die Krankheit aus. Mache das mehrmals, bis du wirklich das Gefühl hast, du atmest durch ein geheiltes, befreites, gesundes Organ. Fühlst du dich besser?

Versuche, dir nun überall am Körper Nasen vorzustellen. Atme die heilende Waldatmosphäre durch alle Nasen gleichzeitig ein. Atme durch alle Nasen das aus, was du nicht in dir haben willst (Schmutz, Sorgen, Nöte, Krankheiten).

Fühlst du dich schon erfüllt vom Wald? Bedanke dich bei ihm, dass er dich an seiner Kraft teilhaben lässt.

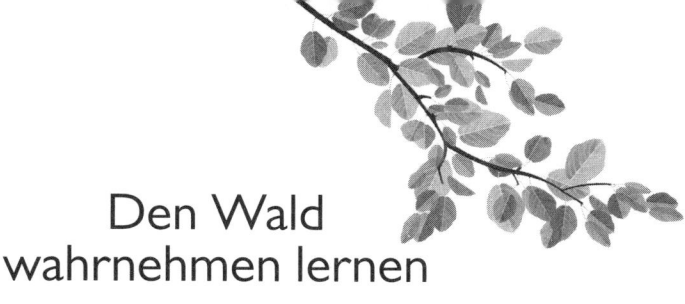

Den Wald
wahrnehmen lernen

Wert-voller Wald

Der Wald hat auf mich schon immer Faszination ausgeübt. Ich habe Respekt vor der Schöpfung, der Majestät der Bäume, die in den Himmel emporragen wie die Säulen in Kathedralen und Tempeln, empfinde Ehrfurcht vor der Vielfalt der Pflanzen und Tiere, die im Wald leben. Ich bewundere immer wieder aufs Neue die Schönheit jedes einzelnen Details, den Aufbau eines Blattes, einer Blüte, das Röhrenpolster eines Pilzes, oder wie Pflanzen und Tiere in diesem Lebensraum nebeneinander wachsen und gedeihen.

Was der Wald für uns bedeutet

Der Wald bietet Raum zur tiefgründigen Erforschung. Hier finden sich Forschungsfelder für Naturwissenschaftler, Ingenieure, Mediziner, Soziologen, Architekten, Philosophen und Designer, um nur einige zu nennen. Im Wald begegnen dem Menschen Herausforderung und Abenteuer, die er von Natur aus braucht, um sich selbst zu spüren und ein spannendes, erfülltes Leben zu führen. Im

Wald findet der Mensch zu neuer Kraft. Hier können Körper, Geist und Seele gesunden. Der Wald ist ein Lehrmeister für das eigene Leben, die eigene Weiterentwicklung: Er kann uns den Spiegel vorhalten und uns unerwartete Antworten geben, wenn wir dafür offen sind. Er schenkt Trost und Freude. Der Wald ist auch ein Sinnbild für das ursprüngliche Leben, von dem wir uns so weit entfernt haben. Und in dem, was wir nicht sehen, der vermeintlichen »Leere«, sozusagen der »Wald-Luft«, steckt noch viel mehr: Der Wald schwingt uns wieder ein.

»Glaube mir, denn ich habe es erfahren, du wirst mehr in den Wäldern finden als in den Büchern; Bäume und Steine werden dich lehren, was du von keinem Lehrmeister hörst.«
(Bernhard von Clairvaux)

Schon nach einem zwei- bis dreistündigen Aufenthalt im Wald fühlst du dich lockerer, entspannter, die wahren Lebensgeister kehren zurück. Gedanken klären sich, und der Blick von einer Anhöhe über die Baumwipfel hinweg lässt Alltagssorgen klein werden. Die Begegnung mit der Natur berührt das Herz. Mit frischer Kraft kehrst du zurück in den Alltag.

Ein regelmäßiger und längerer Aufenthalt im Wald wirkt noch nachhaltiger. Du beginnst dich immer mehr für die Natur des Waldes zu interessieren, wirst neugierig, öffnest die Sinne, kommst im Hier und Jetzt an. Durch die aktive Bewegung in der Natur und die besonderen Schwingungen im Wald wird vieles angestoßen, was vielleicht schon lange verschüttet war, seien es Emotionen, frühere

Erlebnisse, Wünsche, Träume, Visionen. Die vielfältigen Einwirkungen führen dazu, dass sich im Gehirn neue Synapsen bilden. Du findest (zurück) zur Kreativität und empfängst Inspirationen.

Manche mögen sagen, dass man all das auch beim Wandern durch Feld und Wiese empfinden und empfangen kann. Hier muss ich ganz klar widersprechen: Denn die Waldatmosphäre beherbergt etwas Besonderes, Einzigartiges, das du eben nicht überall in der Natur finden kannst.

Dankbarkeit gegenüber der Erde

Unsere Erde gibt uns so viel. Sie nährt uns, sie gibt uns Kraft, schenkt uns Freude, macht das Leben lebenswert. Wir dürfen der Erde dankbar sein. Dankbar dafür, dass wir Anteil haben an dieser Schöpfung, dass wir Teil davon sind. Dankbarkeit ist der Schlüssel zur Zufriedenheit.

Aber was geben wir der Natur zurück? Wir nehmen wir ja nur! Oder sehe ich da falsch? Bereits in meiner Jugend hatte ich einen Aufkleber auf meinem Fahrrad: »*Erst wenn der letzte Baum gerodet, der letzte Fluss vergiftet, der letzte Fisch gefangen ist, werdet ihr merken, dass man Geld nicht essen kann.*«

Geld ist immer noch Hauptantriebskraft des menschlichen Handelns – egal zu welchem Preis. Bald werden wir wirklich zu zahlen haben – aber nicht mit Geld, sondern mit dem stillen Sterben unserer Natur. Seit Jahren zerbreche ich mir den Kopf, warum der Mensch seine Umwelt verdreckt, sie ausbeutet und missachtet.

Vielleicht liegt es daran, dass wir kaum noch Kontakt zur Natur haben und ihre Pflege den Landwirten, Forstwirten, Jägern und Gärtnern überlassen. Vielleicht ist aber auch der ausgeprägte Egoismus des modernen Menschen dafür verantwortlich: »Ich lebe jetzt. Was schert mich die Nachwelt? Lasst uns doch nehmen, was da ist.«

Vielleicht liegt es daran, dass die Politik viel zu wenig Einhalt gebietet und Natur und Umwelt immer weiter ausbeuten lässt. Vielleicht rücken die Kirchen die Beziehung Mensch – Natur zu wenig in den Vordergrund, obwohl sie sagen, die Natur sei Gottes Schöpfung. Und vielleicht haben wir das Wissen unserer Vorfahren über die Natur zu wenig in unsere heutige Gesellschaft integriert.

In der Bibelübersetzung von Martin Luther steht: »... machet Euch die Erde untertan und herrschet über die Fische im Meer und über die Vögel unter dem Himmel und über alles Getier, das auf Erden kriecht.« (1. Mose, 1,28) Ob Luther hier richtig übersetzt hat?

Die alten Indianer sagen: »Wir sind Hüter dieser Erde.« Überdenke den feinen Unterschied in der Aussage.

Im Prinzip ist es zum jetzigen Zeitpunkt müßig, darüber nachzudenken, warum wir heute da stehen, wo wir stehen. Fakt ist: Es bedarf schnellstens weiterer Maßnahmen, um diesen wunderbaren Erdenball zu bewahren, auch um uns Menschen zu bewahren. Dazu braucht es neue Ideen, frische Inspirationen und Menschen, die bereit sind, neue Wege zu beschreiten, auch wenn nötig auf Kosten des eigenen Komforts und finanziellen Reichtums. Nur auf diese

Weise erreichen wir ein neues Naturverständnis, ein Miteinander mit der Natur auf der Grundlage einer nachhaltigen, zukunftsweisenden Lebensweise.

> Den Respekt und die Achtung der Natur wiederzuerlangen, ist meines Erachtens der einzige Weg, der uns Menschen ein Fortbestehen unserer Spezies ermöglicht.

Wie bin ich froh, dass die Japaner – und mittlerweile auch Wissenschaftler aus der ganzen Welt – sich mit dem »Waldbaden« beschäftigen. Es eröffnet sich hiermit ein anderer Zugang zur Natur und rückt die Bedeutung des Waldes für uns wieder in den Fokus. Dieser einzigartige Lebensraum muss bewahrt werden. Auch ich habe mich vom Waldbaden inspirieren lassen. Eines ist mir nämlich ganz klar geworden: Erst, wenn du etwas kennst, wirst du dir dessen Wertes bewusst.

Was ist wirklich wertvoll?

Ist es Gold? Sind es Smaragde oder Brillanten? Sind es Freunde? Wertvoll ist das, worin du einen Wert siehst. Zuvor »ist« das materielle Ding, »ist« dieser Mensch erst einmal nur: Er, sie, es sind vorhanden. Deine Werte legst du selbst fest.

Ist es Geld? Geld ist nur so lange wertvoll, als alle einen Wert darin sehen. Und bei Inflation? Da taugt der 200-Euro-Schein noch nicht einmal dazu, ein Feuer zu entfachen.

Die Natur lässt sich nicht kaufen – nur bewahren.

Um die Natur und den Wald näher kennenzulernen, ist es erforderlich, dass wir an uns selbst arbeiten, unser Bewusstsein schärfen. Du wirst merken, diese »Arbeit« wird dir auch für dein eigenes Leben von Nutzen sein. Fangen wir an!

Der Kick am Wochenende

Als ich noch angestellt war und die Arbeitswoche entweder vorwiegend sitzend im Büro, in Konferenzräumen oder beim Außendienst im Auto verbrachte, freute ich mich immer auf das Wochenende, denn da ging es hinaus in die Berge. Damals wohnte ich noch in München und die ersten Alpenausläufer waren bereits in gut einer Autostunde zu erreichen. Ich hatte mich einer Sektion des Alpenvereins angeschlossen, um Gleichgesinnte kennenzulernen. Statt morgens um sieben Uhr klingelte am Wochenende der Wecker oft schon um fünf.

Ein paar Tage zuvor hatten wir vereinbart, welchen Gipfel wir dieses Mal erklimmen wollten. Ja, es musste ein Gipfel sein, denn wir brauchten die körperliche Herausforderung und den Erfolg. Es war eine spannende und gleichzeitig sehr entspannende Zeit, in der viel Schweiß floss und man sich hinterher richtig wohlfühlte. Ich bin heute noch stolz auf mich, dass ich es auf die Zugspitze schaffte und sogar Gefallen am Innsbrucker Klettersteig fand.

Viel herausfordernder als das Wandern empfand ich damals nämlich das Klettern. Nachdem ich einen Kletterkurs absolviert und einen Kletterpartner gefunden hatte, begann das echte Abenteuer. Noch heute erfasst mich

Glückseligkeit, wenn ich in der Pfalz jungen Menschen zuschaue, wie sie die Sandsteinformationen erklimmen. Ich liebe das Geräusch der aneinanderschlagenden Karabiner und Abseilachter beim Anstieg zum Startpunkt der Kletter-route. Beim Klettern wirst du eins mit dem Felsen. Er ist dein Partner – und dein Herausforderer. Wer vorklettert, verspürt noch einen zusätzlichen Kitzel. Denn eine unacht-same Bewegung, ein falscher Griff – und du fällst tiefer als dein Sicherungsanker. Da ist vollste Konzentration gefragt.

Klettern, Paragliding, Mountainbiking, Rafting, Bun-gee-Jumping – all diese Extremsportarten haben eines gemeinsam: Es gibt keine Säbelzahntiger mehr in unserem Leben! Was das bedeuten soll? Stell dir vor, du gehst im Wald spazieren und plötzlich stehst du einem Säbelzahnti-ger gegenüber. Dein Körper würde auf einen Schlag das Adrenalin hochfahren. Alle Alarmglocken läuten, dein Geist, dein Körper und wahrscheinlich auch deine Seele sind damit beschäftigt, dein Leben zu retten. Von einem Moment auf den anderen bist du hellwach, ganz da. Und das ist der Kick, den uns Extremsportarten und gefährliche Situationen geben: Du spürst deinen Körper, dich selbst, bist voll und ganz bei der Sache. Genau wie bei einer Begegnung mit dem Säbelzahntiger ...

Durch Extremsportarten schaffen wir uns bewusst eini-germaßen gefährliche, wenn auch zumeist kalkulierbare Situationen. Wir sind in diesem Augenblick GANZ DA. Kein Multitasking, sondern voll fokussiert auf den Moment. Und hinterher kannst du hoffentlich sagen: War das schön! Vorausgesetzt, es ging gut aus. Du hast überlebt, du hast bestanden. Was für ein gutes Gefühl!

Da-Sein ist mehr als Dasein

Das »Dasein« heißt im Lateinischen »existentia«, aber auch »praesentia«. In dem Wort verbinden sich also »Existenz« und »Präsenz«. Wenn jemand oder etwas »existiert«, ist er/es zunächst einmal einfach »vorhanden«. Wenn jemand »präsent« ist, ist er/sie nicht nur körperlich »vorhanden«, also »da«, sondern auch geistig voll wach, also auf andere Weise »da«. Das Wort »sein« lautet im Lateinischen »esse«. Davon leitet sich wiederum das Wort »Essenz« ab. Das Wesentliche, das Konzentrierte. »Sind« wir also »da«, so erleben wir die Fülle, die Essenz des Lebens.

»Dasein« ist also mehr als die reine Existenz. »Da-Sein« interpretiere ich so, dass der lebendige Mensch in seiner Gesamtheit präsent ist. Dazu gehören Körper, Geist und Seele.

Wann will ich anfangen wirklich zu leben, die Essenz des Lebens zu genießen?

Werde dir deines »Da-Seins« bewusst! Denn das Vergangene ist passé, aus und vorbei, egal, ob es schön war oder traurig, schmerzvoll. Und wie die Zukunft aussehen wird, weiß noch keiner. Alles kann sich plötzlich und unerwartet verändern.

Fange also jetzt an zu leben! Sei dir jederzeit bewusst: Du hast nur ein Leben. Packe es an! Fülle es! Sei ganz da, hier und jetzt.

Säbelzahntiger light

Noch eine Begegnung mit der »Wildnis«: Die Teilnehmer unserer Wandergruppe im Wald hatten sich vorgenommen, eine Weile schweigend zu gehen, damit sich jeder mit seinen Gedanken beschäftigen oder auch die Umwelt bewusst wahrnehmen konnte. Plötzlich rannte ein großer Keiler (männliches Wildschwein) den Hang herunter, querte unseren Wanderweg und verschwand dann wieder im Dickicht des Waldes. Was war das für eine Aufregung!

Als wir in gemütlicher Runde beim Abendessen beisammensaßen, gab es so manche Unterhaltung über diese Begegnung. Was sie so besonders machte, war allein schon die Tatsache, dass alle Teilnehmer in diesem kurzen Moment wirklich »da« waren: alle Sinne geöffnet, bereit zur sofortigen Reaktion, falls es lebensgefährlich werden sollte. In der Wildnis kannst du dir gar nicht leisten, »weg zu sein«. Da ist höchste Aufmerksamkeit gefordert.

> Lass die vergangene Woche gedanklich Revue passieren. Bei welchen Gelegenheiten warst du dir wirklich deines Lebens bewusst, warst du »da«? Worin lag die »Essenz«?

Die Lebenslinie im Sand

Ich bin oft mit älteren Wanderkurs-Teilnehmern im Wald unterwegs. Manchmal ziehe ich mit einem Stock eine lange Linie in den Sand. Vorn schreibe ich 0 hin und am Ende der Linie 80. Es ist eine Lebenslinie. Meine Wandersleute markieren auf der Linie mit einem kleinen Strich ihr Alter. Dann zeichnen sie mit dem Stock ihre eigene Lebenslinie in den Sand: Beginnend bei der Null ziehen sie eine Linie im Zickzack nach oben und nach unten, über die Lebenslinie bis zu ihrem jetzigen Alter. Diese Linie zeigt ihnen an: Das liegt schon alles hinter dir. Vorbei, vorbei, vorbei.

Als ich diese Übung das erste Mal für mich machte, musste ich fast weinen. So viel Lebenszeit war schon ins Land gezogen! Aber gleichzeitig wurde mir bewusst, wie froh und dankbar ich für dieses Leben sein durfte und für die vielen schönen Ereignisse und die Liebe, mit der ich es füllen konnte.

> Probier es auch einmal aus. Was spürst du, wenn du deine eigene Lebenslinie und die bereits hinter dir liegenden Jahre betrachtest? Wann lebst du ganz im Jetzt und bist ganz »da«?

Vom Abschalten und Aufwachen

Unser alltäglicher Dämmerzustand

Kennst du das: Du sitzt im Auto auf dem Nachhauseweg von der Arbeit und wunderst dich plötzlich, dass du schon angekommen bist? Du warst also während der Fahrt gedanklich weit weg, während dein »Autopilot« dich heimgeführt hat. Das Unterbewusstsein erkennt Straßen, Wege, Autos, Menschen, Landschaft. Aber die Sinneseindrücke bleiben nicht hängen. Nur das Ungewöhnliche lässt dich wach werden: das plötzliche, unerwartete Abbremsen deines Vordermanns, eine geänderte Verkehrsführung, das Martinshorn eines Krankenwagens, vielleicht ein besonderes Lied im Radio, vielleicht auch ein hübsches Mädchen oder ein attraktiver junger Mann, das/der an der Ampel steht … Für ein paar Sekunden Wachsamkeit – dann versinkst du wieder in deine Gedanken, deine Pläne, deine Sorgen. Wir leben sozusagen in einem aktiven Dämmerzustand. Davon sollten wir dringend wieder abkommen.

Der beste Ort zum »Da-Sein«

Im Wald kannst du auf völlig andere Weise abschalten. Und nicht nur das. Er bietet dir die Chance, dir deines Lebens wieder bewusst zu werden und wieder Freude zu empfinden. Schon weil es dort anders aussieht, weil es anders riecht, weil du anderes siehst, hörst, schmeckst und fühlst, »reizt« dich der Wald, fordert er dich heraus. Gleichzeitig lernst du ihn auf wunderbare Weise kennen und schätzen.

Möchtest du den Wald für dich nutzen und ins Da-Sein kommen, so findest du den besten Zugang, indem du dich in Achtsamkeit übst und die eigenen Sinne aktivierst. Voraussetzung dafür ist, sich zunächst innerlich leer zu machen. Oder hast du schon mal versucht, ein volles Glas Wasser aufzufüllen?

Es gibt mittlerweile viele Bücher darüber, wie du abschalten kannst. Auch Meditation gehört dazu. Wenn du allerdings nicht regelmäßig meditierst, wird es dir schwerfallen, in einen entspannten Zustand zu gelangen, wenn du es gerade brauchst. Die Gedanken lassen einfach nicht so schnell locker. Wenn du also nicht gut in Ruhe abschalten kannst, dann bewege dich.

Achtsamkeitsübungen im Wald

Was haben alle Achtsamkeitsübungen gemeinsam? Sie bewirken, dass dein Kopf aufhört, sich mit Gedanken an die Vergangenheit oder die Zukunft zu beschäftigen. Die Übungen holen dich in dein eigentliches Leben zurück. Sie machen dir bewusst, welche Fülle dich umgibt, wenn du nur offen dafür bist.

Gehen

Gehe in Richtung Waldrand. Während du dich bewusst dorthin begibst, lass deinen »Affen« im Kopf noch ein bisschen toben. Auch er braucht frische Luft. Es ist tatsächlich so, dass sich beim Gehen so manche Gedanken klären. Am Waldrand bleibst du stehen, bedankst dich bei deinem »Affen« und sagst ihm innerlich: »JETZT ist die Zeit, dass ich mich um MICH kümmere. Wir können später reden.« Du atmest ein paarmal tief ein und aus, sodass sich deine Bauchdecke hebt und senkt. Konzentriere dich auf den Atem, wie er ein- und ausströmt. Dann unternimmst du den ersten Schritt in den Wald. Werde dir bewusst, dass du in eine besondere Welt eintrittst. Eine Welt, in der Milliarden von Lebewesen in einer großen Gemeinschaft leben. Du darfst jetzt Teil davon sein. Gehe den nächsten Schritt, den übernächsten usw. Gehe vor allem bewusst, ruhig und langsam! Dein »Affe« im Kopf wird sich dennoch sehr schnell wieder zu Wort melden: »Nein! Ich will, dass du mit mir spielst, mit mir kämpfst, dich mit mir auseinandersetzt …!« Lenke bewusst deine Gedanken hinunter zu den Füßen. Schritt: »Ich gehe.« Schritt: »Ich gehe.« Schritt: »Ich gehe.« Sage dir: »Ich lasse jetzt meinen Alltag hinter mir. Schritt für Schritt. Es ist Zeit für mich.« Sage dir immer wieder: »Wenn ich gehe, dann gehe ich. Meine einzige Absicht ist jetzt das Gehen.«

Du kannst dir auch das Ziffernblatt einer Uhr vorstellen: Die Zeiger stehen gerade auf der Zwölf. Immer, wenn dir wieder Gedanken kommen und sich die Zeiger nach hinten oder nach vorn verschieben wollen, dann »drehe« sie gedanklich wieder auf Zwölf.

»Ich gehe. Meine einzige Beschäftigung ist jetzt gerade das Gehen. Ich spüre den Boden unter den Füßen.« Deine Augen sind auf den Boden gerichtet. Du erkennst die Art des Bodens. Vielleicht ist es Sand, Lehm, Schotter oder auch weiches Moos. Du spürst diesen Boden unter dir in seiner Weichheit oder in seiner Härte. Mach diese Übung mindestens zehn Minuten. Immer wieder werden sich deine Gedanken kritisch oder bewertend melden. Wiederhole: »Ich gehe, Schritt für Schritt …« Nach einer Weile bist du in deinem Geh-Rhythmus und kannst nun die nächste Übung beginnen.

Lauschen

Bleibe stehen und massiere deine Ohren. Dazu nimmst du das Ohrläppchen zwischen Daumen und Finger und arbeitest dich sanft massierend nach oben, dann wieder nach unten. Mach dies mehrmals. Forme mit jeder Hand eine Schale und lege sie über die Ohren. Mache kreisende Bewegungen mit den Händen und kreise somit auch die Ohren, einmal im Uhrzeigersinn, einmal gegen den Uhrzeigersinn. Fühlst du schon, wie sich die Ohren entspannen? Dann zieh die Ohrläppchen nach unten. Nimm die Mitte der Ohrmuschel zwischen Daumen und Finger und zieh das Ohr erst nach hinten, dann nach oben. Gähne dabei. So öffnet sich der Gehörgang und du kannst nun viel besser lauschen. Vielleicht haben die Lehrer früher deshalb den Schülern die Ohren lang gezogen? Hörst du schon besser? Was hörst du?

Sehen

Bevor ich dir die Augenübung erkläre, bitte ich dich, einmal nach zur Seite zu schauen. Wie hast du es angestellt? Ich wette, du hast den Kopf nach rechts oder links gedreht. So reagieren die meisten Menschen. Auch bedingt durch die Computerarbeit, sind wir es gewohnt, nur noch geradeaus zu »glotzen«. Wir haben uns einen Tunnelblick angeeignet. Dabei besitzen wir ein sehr großes Blickfeld. Wenn wir in der Schule schon gelernt hätten, unsere Augen zu trainieren, bräuchten viele Menschen keine Brille. Aber es ist nie zu spät! Du kannst auch jetzt noch deine Sehschärfe verbessern, eben durch Training.

Stelle dich gerade hin und schaue nach links und rechts. Aber bitte nur mit den Augen! Der Kopf bleibt gerade. Hin, her, hin, her. Nun nach oben und nach unten. Nach oben, nach unten, mehrmals. Nun geht es darum, die Augen im

Kreis zu bewegen. Denke dir das Ziffernblatt einer Wanduhr, auf das du mit den Augen von ein bis zwölf Uhr entlangwanderst. Dann im entgegengesetzten Uhrzeigersinn. Anfangs ist dies alles sehr ungewohnt, und du spürst sogar die Augenmuskulatur.

Entspanne sie durch »Palmieren«: Du bildest mit beiden Händen wieder eine Schale und legst die Hände für eine bis zwei Minuten über die Augen. Es darf kein Licht durch die Finger hindurchscheinen. Halte den Kopf aufrecht und lasse die Augen geöffnet, während du in das Dunkel deiner Handflächen schaust. Um die Augen noch mehr zu entspannen, kannst du vor der Übung die Hände aneinanderreiben, um sie zu energetisieren. Spüre die Energie, die aus deinen Händen in die Augen strömt.

Nun kannst du auch noch die Nah- und Ferneinstellung der Augen trainieren. Schau auf einen Gegenstand, einen Baum, einen Strauch oder einen Stein in deiner unmittelbaren Umgebung, sieh dann in die Ferne. Also: Nahblick, Fernblick, Nahblick, Fernblick. Abschließend testest du dein Blickfeld aus. Dazu streckst du die Arme vor dir waagrecht nach vorn aus und hebst deine Daumen. Dein Blick ist auf die Daumen gerichtet. Während sich die Daumen nun langsam voneinander wegbewegen, bleibt dein Blick nach vorne gerichtet. Du versuchst dennoch, weiter nach vorn schauen und die sich auseinanderbewegenden Daumen zu erkennen. An einem bestimmten Punkt wirst du sie nicht mehr sehen. Das ist die Begrenzung deines horizontalen Blickfeldes. Führe die Daumen wieder vor dir zusammen, der Blick bleibt nach vorne gerichtet. Die Daumen bewegen sich nun langsam und mit ausgestreckten

Armen nach oben und nach unten. Nimm sie wahr, bis sie aus deinem Blickfeld verschwunden sind. Damit ist auch dein vertikales Blickfeld ausgemessen. Nun hast du eine kleine Ahnung davon, wie groß der Raum ist, den deine Augen erfassen können. Brillenträger werden bei dieser Übung eine Einschränkung durch die Brillenränder erfahren. Aber mit regelmäßigem Augentraining wird die Brille vielleicht sogar bald überflüssig.

Mit offenen Ohren, geöffneten Augen und gutem Bodenkontakt setzt du nun deinen Spaziergang fort und nimmst deine Umgebung bewusst wahr. Und, o Wunder, ganz automatisch schaltest du ab. Und du bist voll wach! Jetzt kann es endlich losgehen, den Lebensraum Wald zu erkunden!

Schreibe dir nach der Rückkehr aus dem Wald auf, was du heute alles wahrgenommen hast. Nach und nach wirst du feststellen, dass es immer mehr wird.

Sind dir die Übungen gerade zu viel, weil du einfach nur ausgepowert bist, ausgebrannt? Dann suche ein dir angenehmes Plätzchen im Wald, und setze dich einfach mal hin. Entspanne dich, und sei ganz zuversichtlich, dass die Waldatmosphäre und die für die Augen so beruhigenden Grüntöne auf dich wirken und dich entspannen lassen. Nach dieser Erholungspause kannst du dich daranmachen, bewusst Augen, Nase und Ohren zu öffnen.

Auf Spurensuche

Eine gute Methode, in den Lebensraum Wald einzutauchen, ist die Spurensuche. Das macht nicht nur Spaß, sondern schult auch deine Wahrnehmung. Hast du schon einmal einen Winterspaziergang im Wald unternommen, wenn die Wege tief verschneit sind und du vielleicht der erste Mensch bist, der die Schneedecke betritt?

In den meisten Fällen war schon jemand vor dir da. Denn im Wald herrscht viel wildes Leben. Auch wenn wir es für gewöhnlich kaum zu Gesicht bekommen: Im Winter verraten die Fährten im Schnee, wer hier alles zu Hause ist. Kennst du deine heimischen Wildtiere? Bei uns gibt es Rehe und Füchse, Wildschweine und Hasen, Dachs, Hirsche, Eichhörnchen und Waldmäuse und neuerdings sogar den Luchs, um nur einige zu nennen.

Was sind Spuren überhaupt? Spuren sind Zeichen von Leben, die du zurückverfolgen kannst. Hier ist etwas »passiert«. Das Wort »passiert« ist verwandt mit »passé« – vorbei. Spuren sind also auch ein Beweis für unsere Vergänglichkeit.

Spuren im Schnee

Untersuche mal, welche Abdrücke du im Schnee entdeckst. Tipp: Fang nicht gleich damit an zu überlegen, welches Tier diesen oder jenen Abdruck hinterlassen hat. So hast du dich schon in deiner Wahrnehmung begrenzt und ihr eine Richtung verpasst. Versuche vielmehr zuerst und ganz vorurteilsfrei nachzuvollziehen, was das Tier wohl hier gemacht haben könnte. War es auf der Flucht, stand es still, wurde es verfolgt, suchte es nach Nahrung, war es allein unterwegs oder zu mehreren? Wann könnte diese Spur entstanden sein? Warum ist es genau hier entlanggegangen, gesprungen, gepirscht oder gerannt?

Eine ähnliche Übung kannst du auch in den schneefreien Jahreszeiten durchführen. Sie ist allerdings für Fortgeschrittene, denn die Abdrücke in der Erde sind oft erst mit bereits geschultem Auge zu erkennen. Etwas aufregend wird es, wenn die Spur wirklich frisch ist, etwa, wenn der Boden am Wegrand ganz aufgelockert ist. Womöglich war hier gerade eine Rotte Wildschweine zugange. Keine Sorge: Ich habe noch nie erlebt, dass uns ein Wildschwein angegriffen hat. Wenn du allerdings in die Nähe einer Bache mit ihren Frischlingen gerätst, heißt es aufpassen und sich am besten schnell entfernen.

Andere Tierspuren

Wenn du deine Wahrnehmung verbessert hast, wirst du mit der Zeit auch andere Spuren entdecken. Die meisten meiner Teilnehmer denken zuerst an den Fuß- oder Pfotenabdruck. Aber die Vielfalt der Tierspuren im Wald ist groß. So findest du zum Beispiel Fraßspuren an jungen, zarten Bäumchen und Knospen oder an der Rinde. Abgenagte Kiefernzapfen verraten, dass hier Eichhörnchen oder Mäuse zugange sind. Wer genau hinschaut, stellt sogar fest, dass sie auf unterschiedliche Weise abgenagt wurden, und kann daraus wiederum Rückschlüsse ziehen. Ein regelmäßig abgenagter Fichtenzapfen weist auf die Existenz von Mäusen hin. Eichhörnchen hinterlassen einen eher zerfaserten, struppig aussehenden Zapfen.

Häufig entdeckst du sogenannte »Losung«. Kot auf einem Baumstumpf lässt zum Beispiel erahnen, dass hier ein Fuchs umgeht. Damit hat er seine Duftmarke ausgelegt und sein Territorium abgesteckt. Ausgewürgtes Gewölle weist auf einen Waldkauz oder Uhu hin. Vielleicht lohnt sich dann ein Blick in die Höhe, und du entdeckst ihn sogar im Geäst oder der Baumhöhle. Manchmal findest du auch nur noch ein paar liegen gebliebene Federn. Das war dann ein »Tatort«. Du kannst selbst Detektiv spielen und dir überlegen, was hier abgelaufen sein mag. Ja, es ist unglaublich spannend im Wald, wenn du nur aufmerksam genug bist.

Nicht sehr spannend und auch nicht »natürlich« finde ich die Hinterlassenschaften der Menschen. Abfall, der nicht verrottet, stört mich am meisten: Plastikverpackungen, Metalldosen, Glasflaschen, Draht. Es gilt zu bedenken, dass schon viele Tiere jämmerlich verendet sind, weil sie Nahrungsreste aus Verpackungen aufspürten und die Verpackungen dann mitgefressen haben, sich an Scherben verletzt haben oder im Müll stecken oder hängen geblieben sind. Auch verrottbare Materialien wie Toilettenpapier und Papiertaschentücher sollten nicht den Wald verschandeln. Ich frage mich jedes Mal, warum man das Papier nicht untergraben kann.

Der Keltenblick

Gehst du im ausgehenden Herbst oder im Winter, wenn kein Schnee liegt, in den Wald, kannst du den »Keltenblick« anwenden. Sind die Blätter erst einmal gefallen und die Farne liegen flach auf dem Boden, treten die Landschaftsformen klar und deutlich hervor. Jetzt ist es auch möglich – zumindest im Pfälzerwald –, alte Keltengräber zu entdecken. Lässt du deinen Blick durch die Bäume und über den Waldboden schweifen, fällt dir womöglich ein für die Landschaft ungewohnter, leichter Hügel auf. Dann schau mal nach. Speziell in der Gegend um Kaiserslautern finden sich Hunderte von Keltengräbern. Bisher habe ich aber noch kein Grab entdeckt, das nicht schon ausgeraubt wurde. Dies zeigt sich meist daran, dass oben auf dem Hügel eine Vertiefung zu sehen ist. Manchmal sind die Gräber auch von der Seite her aufgegraben worden. Die Kelten bekamen ihren Goldschmuck mit ins Grab. Wer heute gräbt, wird also enttäuscht sein, begeht zudem Grabschändung und zerstört die wenigen noch vorhandenen historischen Reste der Kultur unserer Vorfahren.

Nicht überall werden sich nun Keltengräber finden. Mit dem »Keltenblick« will ich dir einfach verdeutlichen, dass es Freude bereitet, mit offenen Augen durch den Wald zu gehen: Du entdeckst immer irgendwelche Spuren!

Warum stellen immer mehr Wanderer im Wald Steinmännchen auf? Klar, es macht Spaß, kreativ zu sein, und der eine animiert den nächsten. Wenn ich aber tiefer hineinblicke, so möchte ich behaupten, es liegt daran, dass der

Einzelne bedeutend sein möchte: »Hallo, ich war auch hier. Beachtet mich mal. Beachtet mein Tun!« Womöglich verhält es sich mit Graffiti in den Städten ähnlich? Mittlerweile bin ich mir da ziemlich sicher. Denn das, was der Mensch braucht, ist Bedeutung, ist Anerkennung. Manche Menschen greifen dafür sogar zur Waffe, begehen absichtlich Straftaten oder spielen den Klassenclown. Egal – Hauptsache, man hat Aufmerksamkeit erhalten. Das finde ich sehr traurig. Dann stell doch lieber ein Steinmanderl auf. Liebt und achtet einander. Das ist meine Erkenntnis nach vielen Stunden im Wald: Die wichtigste Spur, die wir Menschen hinterlassen können, ist die Liebe. Wenn du das nächste Mal im Wald unterwegs bist, gehe einmal auf Spurensuche! Und stelle dir anschließend selbst die Frage: *»Welche Art von Spuren möchte ich in meinem Leben noch hinterlassen?«*

Ein anderer Blick auf Bäume

Warum reduziert man Bäume heute auf ihren materiellen Wert? Vielleicht schätzt man noch ihre Bedeutung für die Sauerstoffproduktion – aber Holzverwerter wie solche, die den tropischen Regenwäldern auf der ganzen Erde den Garaus machen, erkennen nicht einmal mehr das. Sie sehen nur den Profit, den sie aus dem wertvollen Holz schlagen können.

Bäume besitzen verschiedene Charaktereigenschaften. Nähere dich einem Baum, und nehme ihn zunächst mit deinen Augen wahr. Schau ihn bewusst an: Ist er groß gewachsen, hat er ausladende Äste, ist sein Stamm glatt oder rau, wie sieht das Wurzelwerk am Boden aus? Nun befühle ihn, rieche an ihm. Wäre er ein Mensch, wie würdest du seine Grundstimmung beschreiben? Macht er auf dich einen eher fröhlichen, traurigen, in sich ausgeglichenen oder ernsten Eindruck? Schaue dir seine Umgebung an: Ist er ein eher »soziales« Wesen mit engem Kontakt zu anderen Bäumen oder steht er einsam und alleine da? Auf welchem Untergrund hat er sich angesiedelt? Wie wirkt sich dies womöglich auf sein Wachstum und seinen Charakter aus? Wenn du möchtest, so setze dich für eine Weile zu dem Baum, der dich am meisten anspricht, und lasse dich auf ihn ein. Schreibe auf, was du erlebt hast. Umarme ihn zum Abschied oder lehne dich an ihn.

Der Charakter der Bäume

Lange bevor ich mich näher mit Bäumen beschäftigte, stellte ich Folgendes fest: Durchwandert man einen hohen Buchenwald, fühlt man sich wie in einer riesigen Kathedrale. Die Baumstämme sind wie Säulen, über ihnen das dichte Blätterdach, das Schutz bietet. Man fühlt sich irgendwie behütet, gut aufgehoben und heimelig. Außerdem werden Gedanken nach oben gezogen. Man hat das Gefühl, einen besseren Draht zum Schöpfer zu bekommen. Die Buche ist im Pfälzerwald schon seit uralten Zeiten heimisch. Schon die glatte Rinde demonstriert ihre Klarheit und Festigkeit. Die Energie dieses Baumes kann helfen, von eingefahrenen Denkweisen wegzukommen, und fördert die Entspannung. Ich finde die Buche zugänglicher als die stolze Eiche, denn sie ist eher wie du und ich – ein »Normalbürger«. Sie weiß auch mit widrigen Lebensbedingungen auszukommen, und lässt sich nicht so schnell »ausrotten«. Im Frühjahr erlaube ich mir, einige gerade entfaltete hellgrüne Buchenblätter abzuzupfen, um sie dem Salat beizumischen.

Die Eiche

In einem Eichenwald hingegen fühle ich mich eher klein, denn Eichen sind majestätische Bäume. Sie strahlen einen gewissen Stolz aus. Es sei ihnen auch zugestanden. Sie stellen für mich die Weisheit dar. Bedingt durch das hohe Alter, das sie erreichen können, haben sie ja auch schon viel erlebt. Ihr Holz ist hart. Ich bringe Eichen großen Respekt entgegen.

Die Eiche symbolisierte in alten Zeiten den Baum der Druiden, also der weisen Kelten. Es ist ein heiliger Baum, der »König« unter den Bäumen. Die Eiche verkörpert Standhaftigkeit, Ehrlichkeit, Treue, Männlichkeit, Unsterblichkeit, Lebenskraft.

Dazu eine kleine Anekdote: Ich habe einen Wanderfreund, der sich ebenfalls sehr mit dem Wald verbunden fühlt und sich zudem mit der Geschichte der Kelten befasst. Er nennt sich selbst »Druide vorm Donnersberg«, weil er vor dem Donnersberg wohnt. Eines Tages unterhielten wir uns darüber, dass er schon mal mit einem Baum gesprochen habe. »Ach«, sagte ich, »das habe ich auch! Den Baum musst du mir mal zeigen! Anschließend gehen wir auch zu meinem Baum!«

Das Biosphärenreservat Pfälzerwald bedeckt die riesige Fläche von ca. 179.000 ha. Es müssen Millionen von Bäumen sein, die hier wachsen. Ihre Anzahl kann man nur annähernd schätzen. Wir zogen also los in den Wald, und nach einiger Zeit kamen wir an eine Wegekreuzung. »Jetzt sag bloß ...« Ich konnte meinen Satz nicht beenden, denn mein Wanderfreund deutete auf eine dicke Eiche. »Das ist er.«

»Ich glaub's nicht!«, rief ich aus. Exakt mit diesem Baum hatte ich auch kommuniziert. Das hier war kein Zufall! Was diese Eiche dem Druiden mitgeteilt hatte, wollte er mir nicht verraten. Auch ich möchte meine Kommunikation nicht preisgeben. Sie ist für mich so eindrucksvoll gewesen, auch so überraschend, dass ich es für mich behalten möchte. Ich kann dir nur so viel sagen: Es war überhaupt nicht das, was ich innerlich erwartet hatte. Eichen sind stolze Bäume! Das wurde mir bei dieser Kommunikation wieder sehr bewusst. Auch Gotthold Ephraim Lessing verdeutlichte dies in seiner Fabel »Die Eiche und das Schwein«: Ein gefräßiges Schwein mästete sich unter einer hohen Eiche mit der herabgefallenen Frucht. Indem es die eine Eichel zerbiss, verschluckte es bereits eine andere mit dem Auge. »Undankbares Vieh!«, rief endlich der Eichbaum herab. »Du nährst dich von meinen Früchten, ohne einen einzigen dankbaren Blick auf mich in die Höhe zu richten.« Das Schwein hielt einen Augenblick inne und grunzte zur Antwort: »Meine dankbaren Blicke sollten nicht außen bleiben, wenn ich nur wüsste, dass du deine Eicheln meinetwegen hättest fallen lassen.«

Früher sprach man Urteile oft unter Bäumen aus. Hatte jemand etwas Schwerwiegendes begangen, verurteilte man ihn unter einer Eiche. War es eher ein kleines Delikt, so bekam er seine Strafe unter einer Linde mitgeteilt. Deshalb sagt man heute noch: »Das Urteil ist gelinde ausgefallen.«

Die Linde

Die Linde hat im Gegensatz zur Eiche eher weibliche Züge und einen gelassenen, friedvollen Charakter. Schau dir einmal die Blätter dieses mütterlichen Wesens an. Sind sie nicht ein bisschen herzförmig? Sie spricht im Menschen das Schöne, Liebevolle, Friedvolle an. Bienen fühlen sich besonders wohl in den Blüten der Linde. Vielleicht ist dir aufgefallen, wie intensiv es im Frühling darin summt und brummt. Auf Dorfplätzen wurden gern Linden gepflanzt, als Treffpunkt bei Veranstaltungen oder einfach nur, um abends ein Stündchen auf der Bank darunter zu sitzen und zu plaudern. Gern sammle ich die Lindenblüten und brühe abends einen Tee auf. Die Linde soll auch Träume und Fantasien sowie die Kreativität anregen.

Fichten und Tannen

Einen Fichtenwald und auch Tannenwald durchschreite ich gern wegen seiner besonderen Düfte. Besonders im Sommer ist es fast so, als würdest du ein Vollbad mit Fichten- bzw. Tannennadelzusatz nehmen. Es riecht wunderbar und wirkt sehr beruhigend auf die Nerven.

Tannenbäume sind uns allen durch Weihnachtsbräuche bestens bekannt. Das Grün ihrer Nadeln symbolisiert das ewige Leben, Dauerhaftigkeit, Treue und Hoffnung. Unsere Vorfahren erachteten die Tanne als stark, weise und würdevoll. Betrachte ich eine Tanne, so sehe ich in erster Linie den geraden, aufrechten Stamm. Die Tanne stellt für mich Klarheit und Aufrichtigkeit dar.

Übrigens findest du keine Tannenzapfen auf dem Waldboden, das sind die Zapfen der Fichte. Hier eine meiner

Eselsbrücken, wie ich sehr schnell eine Tanne von einer Fichte unterscheiden kann: Die Kerzen am Weihnachtsbaum stehen ja bekanntlich nach oben. Genauso verhält es sich mit den Tannenzapfen. Die Fichtenzapfen hingegen hängen vom Ast herab. Also, schau das nächste Mal zu den Bäumen hinauf – oder auf den Boden!

Die Kiefer

Bin ich mal schlechter Stimmung, suche ich gern die Kiefern auf. Denn in Kiefernwäldern zu wandern, ist wie Wandern im Mittelmeerraum. Kiefern sind für mich Sinnbild von Urlaub, Wärme, Licht. Das Kiefernharz duftet wunderbar und, wie ich meine, noch intensiver als bei anderen Nadelbäumen. Neben den positiven Auswirkungen auf das Immunsystem vermittelt ein Kiefernwald die Leichtigkeit und Lockerheit des mediterranen Lebensgefühls. Man fühlt sich heiter, beschwingt, gut gelaunt. Die Kiefer fördert Kommunikation und Geselligkeit.

Die Birke

Auch bei Birken findest du zur Fröhlichkeit. Reine Birkenwälder gibt es eher selten in unseren Breitengraden. Doch wo Birken wachsen, entdecke ich ebenso Leichtigkeit wie auch Jugendlichkeit und Licht. Die Birke gilt als Lichtbaum. Es wird behauptet, sie wüchse deshalb so zahlreich in nordischen Ländern, um das wenig vorhandene Licht in den dunklen Jahreszeiten zu verstärken. Birkenzweige und Birkenbäumchen werden gern für Feste wie den »Tanz in den Mai« oder an Pfingsten genutzt. Birken stellen Fruchtbarkeit dar, sind Sinnbild für den Neubeginn, für Freude,

Wachstum und Liebe. Birken bringen dich bei der Meditation nach oben, zum Licht – im Gegensatz zur Erle. Die Birke wird als weiblich, mütterlich angesehen. Vielleicht spürst du diese Eigenschaft, wenn du dich an ihr anlehnst. Sie ist ein sogenannter Pionierbaum, der sich auch bei sehr unwirtlichen Bedingungen ansiedelt. Er entwässert Feuchtgebiete. Nimmst du im Frühjahr ein Stethoskop zur Hand und hältst es an den Birkenstamm, so kannst du mitunter das aufziehende Wasser rauschen hören.

Die Erle

Erlen wachsen in wasserreicher Gegend, in Auentälern, entlang von Bächen und Flüssen. Wer an einer Erle meditiert, gelangt unversehens in die »Unterwelt«. Für mich haben sie etwas Mystisches, Dunkles. Im sehr verschlüsselten walisischen Gedicht Câd Goddeu, »Die Schlacht der Bäume«, wird sie erwähnt: »Die Erlen in der ersten Reihe begannen mit dem Gemetzel.« Wenn man eine Erle fällt, zeigt ihr Holz eine rötliche Verfärbung. Rot war bei den Germanen Sinnbild des Bösen. Man hatte früher großen Respekt vor moorigen Landschaften, in der Erlen wuchsen und wo die Moorhexe womöglich auflauerte. Der »Erlkönig« von Johann Wolfgang von Goethe hat jedoch nichts mit der Erle zu tun. Es handelt sich dabei vielmehr um einen »Elfenkönig«.

Die Eibe

Die Eibe ist ein Nadelbaum mit vergleichsweise weichen Nadeln. In dem Gedicht »Die Schlacht der Bäume« steht sie »am Rande der Schlacht«: Die Eibe verhalf früher schwer verwundeten Soldaten, ins Jenseits zu gelangen.

Eibenwäldchen sind mir unheimlich. Vielleicht auch deshalb, weil ich weiß, dass die Eibe tödlich sein kann. Aber auch die Düsterheit dieses Waldes bedrückt mich, hat etwas Trauriges. Man findet wenig andere Vegetation im Eibenwald.

Einmal besuchte ich zusammen mit einer Wandergruppe meine Freundin Gudrun. Sie nennt sich selbst »Waldhexe« und kennt sich bestens mit Wildkräutern und dem Wald aus. Nachdem sie uns ihren Wildkräutergarten gezeigt hatte, blieb sie an der Eibe stehen und klärte die Gruppe über die Giftigkeit dieses Baumes auf. Dann pflückte sie kurzerhand ein paar rote Beeren vom Baum und fragte, ob jemand probieren wolle. Natürlich trat jeder einen Schritt zurück und schüttelte den Kopf. »Mach du es ihnen vor«, sagte sie zu mir. »Ich? Hab nicht vor, jetzt schon zu sterben!«

»Du kannst sie ruhig essen, das Fruchtfleisch ist das einzige, was an diesem Baum nicht giftig ist. Aber hüte dich: Den Kern musst du ausspucken.« Ich wollte mir keine Blöße geben, nahm eine Beere in den Mund und kaute so lange, bis der Kern freigelegt war. Dann spuckte ich ihn aus. Das Fruchtfleisch hatte einen süßsauren Geschmack und war eigentlich richtig lecker. So ein Vertrauen in die eigene Freundin muss man erst mal entwickeln!

Übrigens sieht man heute in vielen Ziergärten Eibensträucher. Sie finden auch als natürlicher Zaun Einsatz. Also Vorsicht! Die Eibe galt schon in alten Zeiten als Totenbaum. Sie symbolisiert Transformation, Veränderung, Schattenseiten, aber auch Langlebigkeit und Zähigkeit.

Die Ess- und Rosskastanie

Zu Esskastanienwäldern, wie sie in der Pfalz am Haardtrand, dem Übergang zwischen Wald und Rheinebene, häufig vorkommen, pflege ich eher eine kulinarische Beziehung. Die Römer haben sie einst hier eingeführt. Man aß die leckeren Früchte und nutzte das Holz für die Herstellung von Weinfässern. Sehr gern gehen wir im Herbst neben der Pilzsuche auch Esskastanien sammeln. Offensichtlich tragen Kastanienbäume auch zur Geselligkeit bei, denn man findet speziell die Rosskastanie häufig als Schattenspender in Biergärten.

Auch andere Bäume haben ihre typischen Qualitäten, haben ihren eigenen Charakter.

Bei deinem nächsten Waldbesuch findest du vielleicht heraus, von welchem Baum du dich besonders angezogen fühlst, welchen du als Lehrer empfindest, welchen als Freund und welcher Baum deinem eigenen Wesen am ehesten entspricht: Kennst du das »keltische Baumhoroskop«? Es ist nicht von den Kelten erstellt worden, wohl aber beruht es auf deren altem Wissen. Vielleicht willst du einmal nachschauen, mit welchem Baum du laut Baumhoroskop in Verbindung stehst?

Pilze und Pflanzen als Lehrmeister

Beschäftigen wir uns einmal mit der Welt der Pilze. Pilze sind geniale Lernobjekte, um deine Wahrnehmung weiter auszubauen. Schon allein die Vielfalt ihrer Formen ist unglaublich! Natürlich eignen sich auch einige zum Verzehr. Aber bitte keine Experimente! Bevor du Pilze isst, solltest du dir hundertprozentig sicher sein, dass sie auch essbar sind. Übrigens: Pilze zählen weder zu den Pflanzen noch zu den Tieren, sondern stellen neben Tieren und Pflanzen ein eigenes Reich dar.

Pilzen sind Alleskönner

Pilze erfüllen sehr wichtige Aufgaben, und du findest sie bekanntlich nicht nur im Wald. Denke zum Beispiel an einen schon länger im Kühlschrank stehenden Apfelsaft oder an offenen Quark – nach einer bestimmten Zeit fangen Lebensmittel (und der Hausmüll) an zu schimmeln. Hefepilze im Bier, Edelschimmel am Käse, der Schimmelpilz Penicillinum notatum, Schimmelpilze in den Badezimmerfugen, Pilze im Joghurt oder an den Füßen: Mal betrachten wir Pilze als nützlich, mal verwünschen wir sie.

Im Wald gehen sie lebenswichtige Symbiosen mit anderen Pflanzen ein. Und sie sind die »Müllwerker« aus der Natur. Ohne Pilze würden wir nicht nur im Wald im Abfall versinken. Sie zersetzen organisches Material. Im Wald sind dies zum Beispiel abgestorbene Pflanzenteile und Tierkadaver. Ohne Pilze würden die umgestürzten »Baumleichen« nicht zerfallen, gäbe es keine neue Humusschicht.

Ohne Pilze hätten wir im Herbstwald nur halb so viel Spaß: Was wir als Pilz sammeln, sind eigentlich nur die Fruchtkörper eines großen Pilzgeflechts in der Erde. Der größte bisher entdeckte Pilz ist ein Hallimasch im Staat

Oregon USA. Sein Pilzgeflecht, auch Myzel genannt, soll sich über neun Quadratkilometer erstrecken.

Zu Pilzen, die in einem Kreis wachsen, sagt der Volksmund »Hexenkreis«. Was du da siehst, hat aber nichts mit Hexerei zu tun, sondern zeigt einfach nur die Grenzen des unterirdischen Myzels, an dessen Rand die Fruchtkörper hervortreten.

Beim Pilzesammeln solltest du auf die typischen Merkmale der Pilze achten und auf den Boden, auf dem sie wachsen. Ein Pilzsucher mit geübter Nase hat aber auch schon den Duft der Speisepilze aufgenommen, noch bevor er sie gesehen hat. Denn die meisten Pilze haben einen typischen Geruch, egal sie ob essbar oder giftig sind. Manche duften sogar nach Knoblauch, andere nach frisch gesägtem Holz. Manche Arten verströmen einen beißenden Gestank, zum Beispiel die Stinkmorcheln, die du schon von Weitem riechen kannst.

Pilze unterscheiden lernen

Willst du in die Welt der Pilze eintauchen, fang am besten damit an, die Unterschiede zwischen den Arten kennenzulernen, bevor du dir ihre Namen einprägst. Besorge dir ein gutes und vor allem aktuelles Pilzbestimmungsbuch, das die typischen Merkmale jeder Art benennt. So kannst du allmählich lernen, einen Lamellenpilz von einem Röhrenpilz zu unterscheiden. Bald stellst du fest, dass die Lamellen angewachsen sein können oder frei wachsen. Du findest heraus, dass Pilze dicke und dünne Stiele haben, dass

manche Stiele mit einem Ring versehen sind, dass es Milch-
linge gibt, die eine milchige Flüssigkeit absondern, dass
man unterscheidet zwischen Nichtblätterpilzen, Bauchpil-
zen, Schlauchpilzen usw. und dass es wichtig ist, den ganzen Pilz zu betrachten, bis hin zum Stielende und dem
Myzel im Boden. Besonders empfehle ich dir, die Unterschiede zwischen dem weißen Knollenblätterpilz und
einem Champignon oder dem Perlpilz und einem Pantherpilz zu lernen. Hier besteht leicht Verwechslungsgefahr.
Sowohl der Knollenblätterpilz als auch der Pantherpilz sind
giftig, Perlpilz und Champignon hingegen gute Speisepilze.

Ich esse im Herbst vielleicht zwei- bis dreimal ein Pilz-
gericht. Viel mehr Freude bereitet es mir, die große Vielfalt
der Pilze zu entdecken. Da finden sich korallenartige, knall-
orange Hörnlinge, krakenförmige rote Tintenfischpilze
mit schwarzen Flecken (übrigens ein Neophyt – also ein
»Zugereister«), wundersame Erdsterne, triefende Schopf-
tintlinge und runde oder längliche Boviste.

Lachen musste ich, als ich mit der Familie eines befreun-
deten Pilzforschers unterwegs war und der achtjährige
Sohn plötzlich ausrief: »Guck mal Papa, ein Judasohr!«
Dieser Pilz war mir völlig fremd, geschweige denn kannte
ich den Namen. Er wuchs unscheinbar an einem abgestorbenen Baumstamm und sah tatsächlich fleischig und lap-
pig aus, wie ein Ohr eben.

Tipps zum Pilzesammeln

- Sammle nur Pilze, die du wirklich kennst.
- Pilze an der Bodenoberfläche mit einem Pilzmesser

abschneiden, nicht herausreißen. Das beschädigt das
Pilzgeflecht im Boden.
- Sammle nur so viele Pilze, wie du am selben Tag essen
kannst. Sie verderben leicht.
- Pilze nur für den Eigenbedarf sammeln. Bei größeren
Mengen muss eine Genehmigung eingeholt werden.
- Zum Sammeln am besten einen Korb nehmen, in keinem
Fall eine Plastiktüte, damit die Pilze der Luft ausgesetzt
bleiben. Im Korb zerfallen sie auch nicht so schnell, so-
dass ein anderer Pilzkenner ggfs. die Pilze prüfen kann.

Pflanzen und Bäume bestimmen

Wie mit Pilzen, so kannst du auch mit Pflanzen und Bäumen deine Wahrnehmung schulen und sie auf diese Weise
besser kennenlernen: Besorge dir ein Pflanzenbestim-
mungsbuch – und dann raus in den Wald!

Einmal sollte meine Tochter als längere Hausaufgabe
ein Herbarium erstellen. Dazu war sie angehalten, von 26
unterschiedlichen Laubbäumen die Blätter zu sammeln,
abzupausen und zu beschreiben. Das war ein Spaß! Vor
allem für mich, denn endlich hatte ich ein gutes Argument,
meinen Teenie zum Spazierengehen zu animieren. Die
Herausforderung: Finde erst einmal so viele unterschiedliche Baumarten! Aber das geht. Sogar ein Ulmenblatt zierte
zum Schluss das Herbarium, obwohl die Ulme kaum noch
bei uns anzutreffen ist.

Durch die Pflanzenbestimmung lernst du eine ganze
Menge, etwa die botanischen Begriffe für die Beschreibung

von Blättern. Du erfährst, dass Blätter Adern besitzen, die unterschiedlich verlaufen können, dass Blätter wechselständig, parallelständig oder auch quirlig am Stiel wachsen – und du lernst dadurch vor allem, genauer hinzuschauen. Ganz nebenbei kannst du die Alltagsgedanken einmal loslassen und dich auf das Hier und Jetzt konzentrieren. Ich bin dem Lehrer im Nachhinein sehr dankbar, dass er seinen Schülern diese Aufgabe gestellt hat, denn ich habe selbst mein Wissen vertieft und konnte noch dazu richtig gut »abschalten«.

Die Natur als Vorbild

Was entdeckt man nicht alles, wenn man die Natur beobachtet! Die Natur ist wie ein einziges großes »Ingenieurbüro« und dient als Vorbild für viele technische Erfindungen.

Beispiele aus der Technik

Im 15. Jahrhundert hatte sich Leonardo da Vinci intensiv mit dem Vogelflug auseinandergesetzt und konstruierte die ersten Schlagflügelapparate. Wohl klappte es noch nicht, doch ein Anfang war gemacht. Otto Lilienthal wagte schließlich ab 1891 die ersten Flugversuche. Heute ist es selbstverständlich, dass wir den Flieger nehmen, um weite Strecken zu überwinden.

Der viel genutzte Klettverschluss ist die weiterentwickelte technische Umsetzung der Fortpflanzungsweise der Großen Klette. Sie nutzt das »anhängliche« Wesen ihrer

Samen, um weiterzukommen und sich auszubreiten. Beim Spaziergang mit dem Hund war dem Schweizer Ingenieur Georges de Mestral aufgefallen, dass sich immer wieder kleine runde Blütensamen im Fell des Hundes verhakten. Er untersuchte sie, entwickelte den Klettverschluss und meldete Patent auf seine Erfindung an, die wahrscheinlich jeder kennt und nutzt.

Die Flügel des Glasflügelschmetterlings sind fast unsichtbar. Karlsruher Wissenschaftler haben herausgefunden, dass ihre Oberfläche eine unregelmäßige Nanostruktur aufweist, die kaum Licht reflektiert. Als Folge überlegten die Forscher, diese Entdeckung für reflexionsarme Handydisplays und Tablets zu nutzen.

Wer hat das Rad erfunden? Nein – nicht wir Menschen! Um es sich im Wüstensand etwas leichter zu machen, streckt die kleine Wüstenspinne ihre Beine aus und lässt sich – vielleicht noch mithilfe des Windes und der Schwerkraft – die Düne hinabkullern. So schnell geht das! Auch Raupen rollen sich zu einer Kugel zusammen, um weiterzukommen. Die Wüstenpflanze »Rose von Jericho« wird, wenn sie getrocknet ist, als Kugel vom Wind weitergetragen.

Fortbewegung in Form einer Kugel oder Rades war also vor unserer Idee da. Wir haben höchstens den stinkenden und lärmenden Motor als Antrieb dafür erfunden. Vor einiger Zeit staunte ich über einen sehr langen, dünnen Stängel des Spitzwegerichs. Er hatte die ungewöhnliche Höhe von über einem Meter. Bei näherem Betrachten stellte ich fest, dass der Stängel nicht rund, sondern mehrkantig war. Auf diese Weise konnte er offensichtlich Wind und Wetter standhalten. Ein Fall für Bauingenieure also!

Auch der Aufbau eines Schneckengehäuses kann faszinieren und vielleicht Anregung sein für eine Leichtbauweise unter Einsparung von Material.

Auch der Abperleffekt von Outdoorkleidung wurde von der Natur »erfunden«. An der Lotusblüte rutschen Wassertropfen und Staubkörnchen von den mikroskopisch kleinen Erhebungen auf den Blütenblättern einfach herunter. Der Frauenmantel, eine bei uns heimische Heilpflanze – ich finde sie des Öfteren im Wald am Wegrand –, weist übrigens ähnliche Eigenschaften auf. Aus dem silbrig scheinenden Guttationstropfen, der sich mitunter in der Vertiefung des Blattes bildet, hatten im Mittelalter die Alchemisten versucht, den Stein der Weisen zu gewinnen. Es ist ihnen leider nicht gelungen – sonst wären wir heute geläutert und würden vielleicht behutsamer mit der Natur umgehen.

Bionik

Bei allen Beispielen hat man die Natur als Vorbild genommen, die gewonnenen Erkenntnisse weiterentwickelt und sie zum Nutzen der Menschen technisch umgesetzt. Aus der Verbindung zwischen Biologie und Technik heraus entstand die Wortschöpfung »Bio-nik«. Einer der maßgeblichen Pioniere der Bionik in Deutschland ist Professor Dr. Werner Nachtigall. Er begründete unter anderem 1990 den Studiengang »Technische Biologie und Bionik« und war Mitbegründer des »Bionik-Kompetenzzentrums« an der Universität des Saarlandes. Im »Großen Buch der Bionik«, das er zusammen mit dem Journalisten Kurt G. Blüchel veröffentlichte, wird auf die ethische Grundhaltung der Bionik eingegangen: »(...) *Mensch, Umwelt und Technik sind drei Facetten, die sich nicht zum großen Ganzen zusammenschließen. Einfach deshalb, weil die in den Gehirnen der Menschen entwickelte Technik explodiert. Man muss sie deshalb einbinden in ein großes gemeinsames Konzept, das durch ein starkes Band zusammengehalten wird. Die explosive Kraft der Technik muss gebändigt werden, und zwar so, dass sie ihr ungeheures Potenzial auf eine Überlebensstrategie für Mensch und Umwelt ausrichtet, sonst werden wir auf Dauer nicht überleben können. Die Bionik ist keine Heilslehre, die das Überleben garantiert. Sie ist aber, auf einen kurzen Nenner gebracht, ein Überlebenswerkzeug. Die Realität ist immer noch das Auseinanderdriften von Mensch, Umwelt und Technik. Der Begriff* »Bionik« *ist ein Schlagwort für eine bessere zukünftige Zuordnung dieser Facetten, für eine Vision also. Die heutige Realität wird bald Geschichte sein. Aber wir sind ganz sicher, dass die Vision von heute Morgen schon Realität ist.«*

Mit diesem Zitat assoziiere ich den Begriff der Nachhaltigkeit. Wenn wir uns nicht sehr bald Gedanken über das langfristige Fortbestehen der Menschheit auf diesem Erdenball machen, wenn wir nicht – unter Einbindung der Natur – neue Formen des Zusammenlebens und Zusammenarbeitens entwickeln, wird es für uns sehr schlecht ausgehen. Die Natur wird sich wieder regenerieren. Aber wir?

Neugier und Begeisterungsfähigkeit

Um Anregungen aus der Natur zu erhalten, rate ich, erwartungsfrei hinauszugehen. Bleibe offen für das, was du bei deiner Exkursion an Sinneseindrücken empfängst, was du erlebst. Die besten Voraussetzungen sind Neugier und Begeisterungsfähigkeit.

Unsere Kinder machen es uns vor: Warum ist der Himmel blau? Warum stoßen die Vögel im Vogelschwarm nicht aneinander? Warum können Ameisen so große Lasten tragen? Warum fällt die Hummel nicht vom Himmel, obwohl sie einen so massiven Körper – im Vergleich zu den kleinen Flügeln – besitzt? Warum finden die Zugvögel immer wieder ihren Weg? Warum können Bienen so wundervolle Waben herstellen? Warum kann ein Tier im Winterschlaf überleben? Wie kommt das Wasser in die obersten Äste der Bäume? Kinder stellen viele Fragen. Manchmal kann das ewige »Warum?« ganz schön nerven, aber Eltern sollten sich darüber freuen!

Stell dir vor, du bist Personalchef/in und sollst unter zwei Bewerbern auswählen. Beide haben dieselbe Ausbildung, gleiche Berufserfahrung. Welchen würdest du nehmen? Bestimmt denjenigen, der neugierig und begeisterungsfähig ist. Wie könntest du diese Eigenschaft herausfinden? (Natürlich kommt es auch darauf an, welche Position der Bewerber übernehmen soll.)

Was mich derzeit auch bewegt, ist, warum schräg gewachsene Bäume dennoch nicht umfallen, obwohl sie von ihrer Masse her und bedingt durch die Schwerkraft längst umgekippt sein müssten. Werden sie von oben zusätzlich angezogen?

Ideenfindung

Beim Finden von Lösungen musst du bereit sein, einfach mal zu »spinnen«, um aus eingefahrenen Mustern und Erfahrungen herauszutreten. Sonst wirst du schon wieder begrenzt und verharrst in alten Strukturen.

Hast du ein Naturphänomen ins Visier gefasst, kannst du durch weitergehende Inspiration oder Intuition auf eine Lösung stoßen. Vielleicht geschieht dies erst nach Wochen und Monaten, vielleicht erst nach Jahren, wenn du dich an das Phänomen wieder erinnerst.

Ideen entstehen durch Hinterfragen (wie ein Kind), durch Wissensaustausch, einen Anstoß von außen, beim Brainstorming, während der (Er-)Forschung – aber auch plötzlich unter der Dusche oder wenn man »Langeweile« hat.

Aber was ist eine Idee überhaupt? Philosophen wie Platon und Aristoteles haben sich schon damit beschäftigt. Das Wort an sich stammt vom altgriechischen »idéa« und wird als Gestalt, Erscheinung, Aussehen, Urbild interpretiert. Sie ist ein Einfall, ein gedanklicher Entwurf zu einer Handlung. »Ich habe eine vage Vorstellung bekommen, einen Schimmer, eine ungefähre Ahnung.« Es gilt, die Idee aufzugreifen, abzuwägen und weiterzuentwickeln – oder sie zu verwerfen. Wenn plötzlich eine Idee auftaucht, so hat das meiner Erfahrung nach mit Inspiration und Intuition zu tun.

Wie die Werbebranche die Natur nutzt

Nicht nur die Techniker, auch die Werbebranche hat sich längst die Natur zunutze gemacht. Um es im Klartext auszudrücken: In der Werbung wird die Natur für wirtschaftliche Zwecke missbraucht. Werbetexter haben schon sehr gut verstanden, dass Menschen das Gefühl von Frische, Vitalität, Lebensfreude, Freiheit, Gesundheit lieben – und sich wünschen. Aber warum soll man sich mit Duschgel waschen, wenn frisches Wasser genügt? Wasser enthält kein umweltbelastendes Mikroplastik, auch keine künstlichen Duftstoffe. Zigarettenkonsum mit Freiheitsgedanken? Das Gegenteil ist der Fall: Abhängigkeit!

Gesundheit durch gesunde Ernährung? Grundsätzlich ja! Doch wo finden wir heute noch von Schadstoffen unbelastete Nahrungsmittel? Von echten »Lebens-Mitteln« ganz zu schweigen. Die Angabe der Inhalts- und künstlich beigemengten Zusatzstoffe ist längst nicht ausreichend auf der Verpackung ausgewiesen.

Und jetzt spreche ich dich ganz persönlich an. Kaufst du bewusst und im Sinne der Nachhaltigkeit ein? Das Verbraucherverhalten steuert nämlich den Markt. Erst, wenn sich die Nachfrage verringert, werden die Unternehmen offensichtlich aktiv. Es geht – wie so oft – leider nur ums Geld. Derzeit gibt es ein immer größer werdendes Aufbegehren der Bevölkerung, weil viele erkannt haben, dass wir gerade dabei sind, uns mit unserer künstlich aufgebauten »Parallelwelt« wegzurationalisieren. Großkonzerne oder Discounter werden in den sozialen Medien unter Druck gesetzt. Und das ist gut so! Vielleicht ist es noch nicht zu spät, uns zu retten. Ideen gibt es genug. Es sind Graswurzelbewegungen, Bewegungen aus der Mitte der Bevölkerung. Ein Beispiel ist die Idee der »Solidarischen Landwirtschaft«. Hier schließen sich immer mehr Menschen zusammen, um einen einzelnen landwirtschaftlichen Betrieb zu unterstützen und die Produkte direkt vor Ort zu kaufen. Diese Produkte sind wirklich frisch.

Was wir vom »Wood Wide Web« lernen können

Mach dir doch einmal die Mühe und grabe im Wald ein Loch, nur ein paar Zentimeter tief. Im Wald ist alles miteinander vernetzt, wie in einem unterirdischen, gigantischen Netzwerk. Man könnte dieses natürliche »Internet« auch »Wood Wide Web« nennen.

Im Boden stehen nicht nur Wurzeln und Pilzgeflechte miteinander in Verbindung, sondern Hunderttausende von Organismen. Sie hängen alle voneinander ab, bilden Symbiosen. Der eine nährt den anderen oder verlängert die Verbindung zum lebenswichtigen Wasser.

Aber auch über dem Boden ist alles vernetzt: Gehst du in den Wald, wird sehr bald der Ruf des Eichelhähers zu hören sein. Er ist die »Polizei des Waldes« und verkündet den anderen Mitbewohnern, dass ein Eindringling im Anmarsch ist. Schon nimmt der nächste Vogel diesen Ruf auf und beginnt seinerseits aufgeregt zu zwitschern. Das Reh spitzt die Ohren und nimmt Fluchthaltung an usw. Ob Pflanze, ob Tier ob Mensch – wir hängen alle voneinander ab, sind Teil eines Ganzen.

Das ist auch Sinn und Zweck der Globalisierung: Wenn wir ein weltweites Netz spannen, werden wir womöglich weniger den Drang haben, uns zu bekriegen. Wir erkennen, dass jeder Einzelne in diesem Netz wichtig ist, seinen Teil zur Gemeinschaft beiträgt. Dazu wäre es allerdings erforderlich, dass wir eine gemeinsame »Sprache« sprechen und gemeinsame Werte teilen. Hier liegt noch ein gutes Stück Arbeit vor uns.

> Welche Werte sind dir wichtig? Worauf legst du Wert?

Netzwerken zwischen den Menschen

Längst hat die Vernetzung in der Menschenwelt in finanzieller Hinsicht begonnen. Man importiert und exportiert weltweit, man nutzt die Ressourcen anderer Länder, gibt dafür eigene Produkte und Dienstleistungen her.

»Networking« bezeichnet den Aufbau und die Pflege von beruflichen und persönlichen Kontakten. Man findet sich unter einer Dachorganisation wie zum Beispiel einem Verein oder einer Genossenschaft zusammen, gibt seine Fähigkeiten in einem Profil bekannt, nutzt das Know-how innerhalb des Netzwerkes, vergibt Aufträge innerhalb des Netzwerkes, kauft vorrangig bei den Mitgliedern ein – ob online oder im Geschäft –, empfiehlt den anderen weiter.

»Network-Marketing« ist keine Branche, sondern eine Vertriebsform, die auf Weiterempfehlung setzt. Innovative Unternehmen nutzen diese Art des Marketings, um ihre Produkte und Dienstleistungen weiter bekannt zu machen.

Damit bewirken sie kostengünstige Werbung für ihr Unternehmen, erzielen eine bessere Kundenbindung und erfreuen sich an einer wachsenden Anzahl Kunden. Im Gegenzug entlohnen sie ihre Empfehlungsgeber durch Rückausschüttungen bzw. Teilhabe am Umsatz.

Angesichts unserer heutigen Gesellschaftsentwicklung wird das »Network-Marketing« immer mehr an Bedeutung gewinnen: Die Digitalisierung und zunehmende Automatisierung wird noch viele Arbeitsplätze wegrationalisieren. Viele Menschen ahnen außerdem schon jetzt, dass ihnen die Rente nicht ausreichen wird. Mit Unternehmen, die auf Network-Marketing setzen, kann sich jeder von zu Hause aus ein Zusatzeinkommen aufbauen. Das Interessante dabei ist, dass damit ein Passiveinkommen erwirtschaftet werden kann. Netzwerken will allerdings gelernt sein. Du findest ein Produkt oder eine Dienstleistung empfehlenswert, aber wie kannst du es/sie an den Mann/die Frau bringen? Nutzen wir die Chancen, die uns das Netzwerken bietet.

Allein auf weiter Flur zu stehen macht einsam und ist ein hartes Leben. Sich nicht bewegen bedeutet Stillstand. So kommst du nicht weiter. In Gemeinschaft kommen wir weiter. Mit seinem »Wood Wide Web« macht es uns der Wald vor.

Mit den Jahreszeiten leben

Wer ein Kindergartenkind hat, wird sich durch die Feste und Basteleien von Fasching bis Weihnachten wieder mehr der vier Jahreszeiten bewusst. Der Jahreskreis ist eine Uhr, die uns zu unserem natürlichen Lebensablauf verhilft. Im Kindergarten wirst du wieder darauf aufmerksam gemacht.

Jahreskreisfeste

Schon unsere vorchristlichen Vorfahren pflegten zu den verschiedenen Jahreszeiten die unterschiedlichsten Bräuche. Diese waren eng mit dem Wandel der Natur verbunden. Man orientierte sich am Stand von Sonne, Mond und Gestirnen und am Entwicklungsstand in der Natur.

Vielerorts werden auch heute noch Maibäume aufgestellt. Die wenigsten wissen aber um ihre ursprüngliche Bedeutung: Der Stamm stellt den männlichen Phallus dar, der Kranz die weibliche Vulva. Der Maibaum ist ein altes Fruchtbarkeitssymbol.

Der Jahreskreis der Kelten teilte sich durch den Stand der Gestirne und die Veränderung in der Natur in:
- Sommersonnwende, 21. Juni
- Wintersonnwende, 21. Dezember
- Frühjahrstagundnachtgleiche, 21. März
- Herbsttagundnachtgleiche, 21. September

Sie feierten die Feste wie z. B.
- Samhain, 1. November, Jahresbeginn der Kelten und Beginn des Winterhalbjahres
- Imbolc, 1. Februar, »Geburt des Lichts«

- Beltane, 1. Mai, Beginn des Sommerhalbjahres
- Lugnasad, 1. August, »Hochzeit des Lichts«

Die Feste werden heute noch bzw. wieder gefeiert. Ich habe einige Jahreskreisfeste miterlebt und zum Teil mitgestaltet. Es sind sehr eindrucksvolle Erlebnisse, die du so schnell nicht vergisst. Es sind Begegnungen mit sich selbst und der Gruppe sowie eine tiefe Verbundenheit mit der Natur.

Die vier Jahreszeiten und ihre Qualitäten

Wie freue ich mich immer wieder, dass wir in Europa die unterschiedlichen Jahreszeiten durchleben dürfen. Dauerhafte Hitze oder ständige Kälte – das wäre nichts für mich. Die Natur zeigt uns, wenn ein neuer Zyklus beginnt. Im Frühling kehrt neues Leben ein. Betrachtest du im ausgehenden Winter einen Buchenzweig, erkennst du leicht, dass die Natur bereits in der dunklen Jahreszeit alles für den kommenden Frühling vorbereitet hat. Pflücke einmal Ende des Winters eine Blattknospe von der Rotbuche ab und drösele sie auf. Zunächst kommt ein winziges Blättchen zum Vorschein. Bei genauem Hinsehen wirst du erkennen, dass es nicht nur eines, sondern gleich mehrere sind, dicht ineinandergefaltet. Ein Wunderwerk der Natur!

Der Frühling versinnbildlicht den Aufbruch. Es gilt, die Glieder wieder beweglich zu machen, Staub abzuschütteln und vor die Tür zu treten. Entschlacken, sich fit machen für das, was kommt. Dazu wachsen übrigens auch die entsprechenden Kräuter und Pflanzen. Ob Brennnessel oder

Löwenzahn, ob Vogelmiere, Bärlauch, frische Birkenblätter oder Spargel – sie wachsen genau zur richtigen Zeit, wenn der Körper Reinigung und Erneuerung braucht.

Und natürlich heißt es: säen! Was willst du sonst im Herbst ernten? Diese Frage lässt sich auch auf das eigene Leben übertragen.

Im Sommer leben wir das Leben in vollen Zügen. Man lebt mehr im Außen als im Innen. Man spürt Lebendigkeit. Man trifft sich mit Freunden, feiert Feste. Der Körper tankt Sonne auf, die so wichtig ist für unseren Vitamin-D-Haushalt, aber auch für unsere Lebensfreude.

Herbst: Zeit für die Ernte. Was wir im Frühjahr gesät haben, ist jetzt reif. Wir können aus dem Vollen schöpfen. Mutter Erde hat uns alles gegeben, was sie geben kann. Danke! Der Herbst teilt sich in Früh- und Spätherbst. Während im Frühherbst noch geerntet und gedankt wird, ist es im Spätherbst Zeit, in die Nebel zu gehen. Das Bunte des Sommers verwischt allmählich, man befindet sich in einer Zwischenzeit. Die ersten Kerzen werden angezündet, man sitzt abends gern bei einer Tasse Tee, lässt das Erlebte des Sommers hinter sich und kehrt bei sich ein.

Im Winter ist Rückzug angesagt. Lesen, in der Familie Brettspiele spielen, handwerklichen Tätigkeiten nachgehen, dem Ticken der Uhr lauschen, eine Wärmflasche mit ins Bett nehmen, Kräfte sammeln, Pläne für das neue Jahr schmieden. In den sogenannten Raunächten, ungefähr zwischen Weihnachten und Neujahr, werden auch heute noch verschiedene Rituale gepflegt, so zum Beispiel wird das Haus durch Räuchern von alten Energien befreit, damit das neue Jahr gereinigt beginnen kann.

Leben nach dem Lauf der Jahreszeiten bedeutet, in Einklang mit der Natur und mit sich selbst zu kommen, seinen körperlichen, seelischen und geistigen Bedürfnissen Raum zu geben. Leider beherzigen viele Menschen diese natürliche Uhr nicht mehr. Sie nehmen das Bedürfnis des Körpers, der Seele, des Geistes nicht mehr wahr und orientieren sich lediglich nach ihren Pflichten und Zielen, nach Arbeit und Erfolg.

In welcher Jahreszeit befindest du dich gerade? Spüre nach, welche Qualität die jetzige Jahreszeit hat, wenn du hinausgehst.

Die Wälder schweigen
Die Jahreszeiten wandern durch die Wälder.
Man sieht es nicht. Man liest es nur im Blatt.
Die Jahreszeiten strolchen durch die Felder.
Man zählt die Tage. Und man zählt die Gelder.
Man sehnt sich fort aus dem Geschrei der Stadt.

Das Dächermeer schlägt ziegelrote Wellen.
Die Luft ist dick und wie aus grauem Tuch.
Man träumt von Äckern und von Pferdeställen.
Man träumt von grünen Teichen und Forellen.
Und möchte in die Stille zu Besuch.

Man flieht aus den Büros und den Fabriken.
Wohin, ist gleich! Die Erde ist ja rund!
Dort, wo die Gräser wie Bekannte nicken
und wo Spinnen seidne Strümpfe stricken,
wird man gesund.

Die Seele wird vom Pflastertreten krumm.
Mit Bäumen kann man wie mit Brüdern reden
und tauscht bei ihnen seine Seele um.
Die Wälder schweigen. Doch sie sind nicht stumm.
Und wer auch kommen mag, sie trösten jeden.
(Erich Kästner)

Der Wald und die Märchen

»Erzähl mir nichts von Märchen! Das Leben ist schon gruselig genug!« Genau deshalb greife ich dieses Thema auf: Wir brauchen heutzutage einen Gegenpol zur harten Realität. Märchen sind aber nicht einfach nur fantasievolle, mal schöne, mal gruselige Geschichten.

Kennst du überhaupt noch welche? Als Kind erzählte mir Vater gern eigene, selbst erfundene Märchen. Dabei wusste er oft zu Anfang selbst noch nicht, wie die Geschichte enden wird. Er ließ einfach seiner Fantasie freien Lauf – und wir lauschten gespannt. Noch heute bedauere ich, dass wir sie nicht aufgeschrieben haben, denn sie waren wundervoll! Vielleicht erinnerst du dich selbst noch an die Zeit, in der du Märchen gehört oder gelesen hast.

Der Wald, ein magischer Ort

Hänsel und Gretel, Schneewittchen und die sieben Zwerge, Rumpelstilzchen, Rapunzel, Aschenputtel, Allerleirauh, Die sieben Raben, Brüderchen und Schwesterchen, Die sechs

Schwäne, Das kalte Herz, Die Alte im Wald, Das Mädchen aus der Kastanie … Diese und viele andere Märchen stehen mit dem Wald in Verbindung. Im Wald erfahren die Märchenfiguren eine Verwandlung. Bäume stehen symbolisch für einen Menschen, sind ein Ort des Schutzes oder treten als Helfer und Glücksbringer auf. Welche Märchenbäume kennst du noch?

Bevor der Wald zum Holzverwertungsort und Naherholungsgebiet »degradiert« wurde, hatte er einen völlig anderen Stellenwert für die Menschen. In Urzeiten betrachtete man den Wald als eher bedrohlich. Es war gefährlich, den Naturkräften, die im Wald herrschten, zu begegnen. Der Wald wurde als »urmächtig« und als »verzaubert« betrachtet. Er symbolisierte auch die unterbewussten Tiefen der Seele. Er war undurchdringlich wie die Welt des Unbewussten und stellte eine geheimnisvolle, auch »jenseitige« Welt dar. Im »Dunkel des Waldes« konnte man sich verirren, und man konnte darin seinen innersten Wünschen und Ängsten begegnen. Im Wald lebten die wilden, lebensbedrohlichen Tiere.

So verwundert es nicht, dass die Menschen sich durch Zäune und Hecken vom Wald abgrenzten bzw. schützten. Früher nannte man diese Begrenzungen auch »Hag«. Man pflanzte Heckengewächse wie den Hagedorn (Weißdorn), die Hagerose (Hundsrose) oder die Hagebutte (Rosengewächse). Auch die Hageiche, der Hagapfel oder die Hagtanne wurden als natürliche Zäune zum unheimlichen Wald genutzt.

Das Wort »Hexe« steht ebenso mit dem Wort »Hag« in Verbindung. »Hagazussa« bedeutet so viel wie »Zaun(stock) reiterin«. Die Hexe, die tief im Wald verborgen hauste, hatte die Fähigkeit, über den Zaun zu reiten und sowohl im Diesseits (Wohnort der Menschen) als auch im Jenseits (im Wald) zu leben. Anders ausgedrückt: Eine Hexe kannte sich sowohl in der realen als auch in der spirituellen Welt aus.

Märchen beflügeln die eigene Fantasie

In Märchen wird der Leser in das Reich der Fantasie gezogen. Er wird mit seinen Emotionen, Wünschen und Träumen konfrontiert. Natürlich kannst du Märchen auf die reine Handlung reduzieren, doch sie enthalten verschlüsselte Botschaften. Kinder verstehen sie oft intuitiv. Wir Erwachsene entschlüsseln die Botschaften eher durch längeres Nachdenken und Interpretieren.

Einmal las ich, wie sich jemand darüber beschwerte, dass unsere Vorfahren uns so wenig Wissen hinterlassen hätten. Das ist schlichtweg falsch. Sie haben ihr Wissen oft nur verschlüsselt, damit es nur denjenigen zugutekommt, die es auch wirklich schätzen und sich damit auseinandersetzen wollen.

Um das alte Wissen verstehen zu lernen, findest du viele Hinweise in Büchern über die Symbolik von Märchen. Der Frosch zum Beispiel, der im Wasser und auf dem Land leben kann, versinnbildlicht die verschiedenen Verwandlungsstufen des Menschen. Er stellt aber auch ein Symbol der Fruchtbarkeit dar. Über den Brunnen, in den ein Mensch oder ein Gegenstand fällt, gelangst du in das magische Reich oder das Seelenland und das Unbewusste.

Gleichzeitig ist er auch das Tor zur Welt des Todes und der Nacht. Der Brunnen als Röhre erinnert an einen Geburtskanal.

Erinnerst du dich an Frau Holle? Du gelangst nur durch den Brunnen zu ihr. In ihrem Namen steckt das altnordische Wort »hel« – das Verborgene, aber auch Höhle oder Hölle. Frau Holle wird auch als Frau Hulda oder Perchta bezeichnet. Sie kann als gütige, weise Frau, aber auch als finstere Zauberin oder Hexe auftreten.

Das Märchen enthält viele weitere Symbole, die für die Entwicklung des Menschen stehen: Das Brot im Backofen ruft: »Zieh mich raus, zieh mich raus, sonst verbrenne ich. Ich bin schon längst ausgebacken.« Das Mädchen, das eben durch den Brunnen in Frau Holles Welt gefallen war, sollte Geburtshelferin sein – vielleicht für andere, vielleicht für sich selbst. Nach dem Motto: Nimm dein Leben in die Hand! Es sollte auch den Apfelbaum schütteln. Der Apfel ist ein unglaublich kraftvolles Symbol für das Leben und die Erkenntnis. (Übrigens: Hast du einmal einen Apfel quer aufgeschnitten? Erkennst du das Pentagramm darin?)

Neulich abends habe ich einen Spaziergang durch eine Schrebergartensiedlung unternommen. Früher fand ich es einfach nur kitschig und spießig, wenn ich die Keramikzwerge in den Beeten drapiert stehen sah. Heute habe ich eine ganz andere Einstellung dazu. Ich sehe die Zwerge heute als Hüter geheimer Schätze, als Herren des Waldes, als Naturgeister, die viel Weisheit besitzen, aber auch das Kindliche und Unbewusste repräsentieren.

Moderne Märchen

Einer der herausragendsten zeitgenössischen Märchenautoren, der mir je begegnete, ist Michael Ende. Mit seiner »Unendlichen Geschichte«, die eher als »märchenhafter Bildungsroman« eingestuft wird, hat er sowohl meine Tochter als auch mich völlig in das Land der Fantasie gezogen. Da gab es den Jungen Atréju, der die Kindliche Kaiserin retten wollte. Man flog förmlich mit, wenn er sich auf den Glücksdrachen Fuchur setzte und mit ihm durch die Lüfte ritt. Bei der uralten Schildkröte Morla hatte man das Gefühl, sie niese direkt aus dem Buch heraus. Insbesondere Kinder können wunderbar eintauchen und ganz in der Geschichte aufgehen. Die »Unendliche Geschichte« halte ich heute für bedeutender denn je. Neben vielen anderen interpretierbaren Elementen macht der Autor darauf aufmerksam, dass wir gerade dabei sind, unsere Fantasie zu verlieren. Doch genau sie beflügelt, kann neue Kraft geben, wie dem Protagonisten Bastian, der als unterdrückter kleiner Schuljunge davon träumt, endlich bedeutend zu sein. Die Welt der Fantasie, so Ende, ist unabdingbar mit der Außenwelt verbunden, die für das Bewusstsein, die Aufklärung steht. Daher beißen sich die beiden Schlangen im Auryn, dem Amulett der Kindlichen Kaiserin, auch gegenseitig in den Schwanz. Ende greift damit die Kontroverse zwischen Aufklärung und der Romantik wieder auf. Er betrachtet Fantasie als notwendig in unserem Leben. Ich stimme vollends mit ihm überein.

Wir haben später übrigens auch die Verfilmung dieses Märchens angeschaut. Wie armselig – und noch dazu unvollständig – mutete dieser Film an, wenn man zuvor das Buch gelesen hatte. Und vor allem: Die eigene Fantasie verwischte und die Bilder des Filmes sind nun für ewig im Gehirn eingeprägt. Es ist nicht mehr die eigene Fantasie, sondern die Fantasie des Filmemachers. Ein bisschen gutmachen konnte ich es bei meiner Tochter dann doch. Bei einem Besuch des Bavaria-Filmstudios in München durfte sie in der Bluebox auf dem echten Filmdrachen sitzen. Als sie anschließend den Film sah, in dem sie auch durch die Lüfte »flog«, leuchteten ihre Augen. Märchen regen an, inspirieren, geben Anstoß für die eigene Kreativität und Fantasie. Und das braucht es heutzutage. Wichtig ist nur, ein gutes Gleichgewicht zur direkten Umwelt zu bewahren, damit du dich nicht in der eigenen Innenwelt verliersrt. Gern ermuntere ich dich, »Die unendliche Geschichte« von Michael Ende zu lesen. Du entschlüsselst immer mehr geheimnisvolle Botschaften, je tiefer du hineinblickst.

Märchenhafter Wald

Kürzlich durchwanderte ich ein wunderbares Waldstück im Schwarzwald – moosbedeckte Felsbrocken, eine riesige, schon fast verrottete Baumwurzel, Sonnenstrahlen, die vereinzelt auf den Waldboden trafen, die hohen Fichten ringsherum … Ich hatte das Empfinden, hier spiele sich noch ein anderes Leben ab als das, was wir gerade mitbekommen. Ich habe sie nicht tatsächlich gesehen, die zarten Elfen, wie sie womöglich gerade mit den Lichtstrahlen spielten und im Reigen tanzten. Aber vorstellen konnte ich es mir schon. Will man das Mysterium Wald verstehen, muss man offensichtlich verschiedene Wahrnehmungsschichten durchdringen, so wie in den Märchen.

Glaubst du nicht an Märchen, so begib dich einmal an einem lauen Sommerabend Ende Juni in den Wald oder an den Waldrand und warte auf die Dunkelheit. Dort kannst du, wenn du Glück hast, in eine wahre Wunderwelt eintauchen. Dann nämlich, wenn wie aus dem Nichts die Glühwürmchen auftauchen. Man nennt sie auch Johanniskäfer. Vielleicht erinnerst du dich noch daran, als du in deiner Kindheit mit Begeisterung einem dieser schwebenden Lichtpunkte gefolgt bist. Hat es nicht richtig Spaß gemacht, ihn einfangen zu wollen, um das Licht in den Händen zu halten? Und dann war er plötzlich verschwunden und leuchtete wieder an einer anderen Stelle in der Wiese auf. Du hast ihn schließlich doch eingefangen und im Taschenlampenlicht betrachtet. Ein unscheinbares Käferchen – und so wundervoll! Ich hoffe, du hast es anschließend wieder freigelassen. Vor ein paar Jahren durfte ich einmal wieder dieses Erlebnis mit ein paar Freunden teilen. Aber es waren nicht nur zwei, drei, sondern gleich Hunderte von Glühwürmchen, die uns umgaben, mal hierhin, mal dahin schwebten. Wie in einer »Märchenwelt« eben.

Begegnung mit
sich selbst und anderen

Wer bist du?

»Wer bin ich? Wer sind wir?« Solche Fragen beschäftigen mich insbesondere dann, wenn ich im Wald unterwegs bin, nicht abgelenkt werde und der Waldweg breit und überschaubar ist, sodass das Wandern keine besondere Aufmerksamkeit erfordert. Auf diese Weise kann ich meinen Gedanken freien Lauf lassen. Gleich vorweg: Ich habe noch keine Antworten gefunden. Es werden also noch viele weitere Wanderungen folgen müssen, auf die ich sehr gespannt bin. Einige vage Erkenntnisse habe ich aber schon gewonnen.

Was ist deine Natur?

Einmal fragte ich meine Wanderteilnehmer: »Was ist eigentlich deine Natur?« Es kamen Antworten, die ich gar nicht erwartet hatte. Sie hatten meine Frage anders aufgefasst als ich. So antwortete jemand: Ich fühle mich am wohlsten in den Bergen, der Nächste: am Fluss, der Übernächste: im Wald, auf einer Blumenwiese usw. Um es zusammenzufassen: Alle hatten ihre Wohlfühllandschaft beschrieben. Worauf ich aber hinauswollte, war, sie zu ermuntern, sich ihr »Naturell« einmal näher zu betrachten. Man kann es auch als Natur bezeichnen. »Deine Natur« ist einfach deine Wesensart. Bist du ein stiller Typ oder eher schnell aufbrausend und laut? Kannst du dich als sanftmütig und gefühlvoll bezeichnen? Bist du heiter oder ernst, misstrauisch, ausgeglichen, wild, lustig, bedrückt, zurückhaltend, herrschsüchtig, feinfühlig, grob ...? Die Liste ließe sich noch um so einige Begriffe ergänzen.

Lange nach dieser Fragerunde kam mir in den Sinn, dass das eigene Naturell mit der Landschaft in Verbindung stehen könnte, in der man geboren oder in der man aufgewachsen ist: Sie hat einen womöglich geprägt. Ja, es könnte durchaus stimmen. Nun möchte ich niemanden in eine Schublade stecken und sicher gibt es Gegenbeispiele, vor allem deshalb, weil wir mittlerweile sehr mobil sind und in alle Ecken der Erde reisen, sodass auch diese Eindrücke in uns verankert werden. Dennoch möchte ich behaupten, dass die »Natur«, also die Eigenart von der Landschaft, in der wir uns länger aufhalten, uns ihren Stempel verpasst. Menschen, die früher auf dem Land wohnten, ein hartes Leben führten, den schweren Acker bewirtschafteten, die Ernte einfahren mussten und eng mit der Erdkrume verbunden waren, hatten womöglich eine raue Natur, waren hart gesotten. Ich kannte übrigens so einige davon. Es waren auch sehr herzliche Menschen, deren Freundschaft man sich, nachdem man sich eine Weile angenähert hatte, ziemlich sicher sein konnte. Man hielt zusammen.

Andere wieder, die in einer eher lieblichen, hügeligen Gegend mit Weinanbau wohnen, mögen vielleicht selbst leichtlebiger sein, fröhlich, ausgelassen. Ihre Offenheit muss nicht unbedingt zu einer tief gehenden Freundschaft führen.

Sind Menschen, die in tiefen Tälern aufgewachsen sind, von Natur aus eher misstrauisch – weil sie nicht überschauen können, wer im Anmarsch ist? Sind sie zäher, weil sie die Berggipfel bezwingen wollen? Sind jene, die auf dem Berg wohnen, eher weitsichtig – weil sie bereits den Überblick haben? Haben sie einen besseren Draht nach oben? Wie prägt der Mittelmeerraum oder Skandinavien oder die Wüste die Menschen? Auch das Klima, die Temperaturen, die Anzahl der Sonnenstunden scheinen einen Einfluss auf das Wesen des Menschen zu haben. Ich lasse es einfach mal dahingestellt.

> Wo bist du geboren bzw. aufgewachsen? Hat die Landschaft auf dich einen wesentlichen Einfluss genommen? Wenn ja, welchen?

Wenn die Landschaft auf uns einen Einfluss hat, wie ich stark annehme, so liegt es nahe, dass wir uns – zum längeren Verbleib – eine Landschaft auswählen, in der wir uns wohlfühlen. Vielleicht ist es deine Heimatumgebung, vielleicht auch eine Landschaft, die du gerade jetzt, in diesem Moment für dich brauchst. Sie stellt sozusagen einen Ausgleich für dein Leben dar. Angesichts unserer heutigen weltweiten politischen Situation, aber auch der Einschränkungen in Bezug auf den Arbeitsplatz kann sich der Mensch seine Wohlfühllandschaft leider nicht mehr unbedingt frei auswählen.

Angenommen, es wäre so: In welcher Landschaft würdest du dich im Augenblick am liebsten aufhalten? Am Meer? An welchem Meer? In der Ebene, in den Bergen? In der Wüste? In der Steppe? Was gibt dir diese Landschaft? Inwiefern fühlst du dich mit ihr verbunden? Welche Adjektive (Eigenschaftswörter) würdest du der Landschaft verpassen? Was ist das Besondere, das dich an dieser Landschaft fasziniert? Findest du Gemeinsamkeiten in dir? Oder stellt diese Landschaft gerade vielmehr einen Ausgleich für dich dar?

Der bewusste Aufenthalt in einer Landschaft
führt zu einem selbst.

Erfahrungen mit der Wildnis

Ich hatte mir auch schon überlegt, was wohl meine Natur sein möge. Da ich gern auf Abenteuer aus bin, dachte ich, es sei die ungebändigte Natur, die Wildnis. Sie gibt es tatsächlich und seit ein paar Jahren bei uns direkt um die Ecke, im sogenannten Kerngebiet des Biosphären-Reservates Pfälzerwald-Nordvogesen. Kerngebiete stellen den »Urwald von morgen« dar. Im Pfälzerwald sind bis heute 16 Kernzonen ausgewiesen, in denen so gut wie keine Forstwirtschaft mehr betrieben wird.

Im Rahmen eines Wochenendseminars wollten wir für ein paar Tage in einem höchst einfachen Waldhaus leben, nur mit einem Plumpsklo und einer Quelle in der Nähe. Unser Ziel: unsere Wahrnehmung schulen. Schilder an den Wanderwegen, die einst durch das Gebiet führten, warnten davor, es bei Wind und Schnee zu betreten. Es herrsche Lebensgefahr. Ein Förster hatte mich vorher geführt, um mich mit der Umgebung etwas vertrauter zu machen. Ich war sehr gespannt, was mich erwartet.

»Im Urwald gibt es keine Stöcke«, erklärte er mir, während er vor mir den zugewachsenen schmalen Pfad entlangschritt und mir freundlicherweise die Äste, die bereits in den Weg hineinragten, zurückbog. Ich sagte nichts zu seiner Bemerkung, weil ich mir keine Blöße geben wollte. Denn, wo immer ich hinblickte, entdeckte ich Äste auf dem Waldboden. Doch bald war mir klar, was er gemeint hatte.

»Hier! Das wird es im Urwald bald nicht mehr geben!« Er deutete auf die abgesägten Baumstümpfe. In der Tat, sie verrotten im Laufe der Zeit, spenden anderen Pflanzen und Tieren wiederum Leben und sind irgendwann nicht mehr zu sehen. Ich staunte, wie schnell die Natur wieder wild wird, wenn der Mensch nicht eingreift. Es waren wohl kaum zehn Jahre vergangen, und schon hatte man den Eindruck, in ursprüngliche Wildnis einzutauchen. Immer wieder mussten wir über umgestürzte Baumstämme klettern. Auch den Weg zur Quelle versperrte der Baumstamm einer mächtigen Rotbuche, die wohl dem Wind nicht standgehalten hatte. Das würde ja ein spannendes Wochenende werden!

Meine Teilnehmer waren, wie sich herausstellte, einigermaßen hart gesotten und beklagten sich nicht, den etwas schwierigen Weg zur Quelle zu gehen und mit gefülltem Kanister wieder den Berg hinaufzustapfen. So traute ich ihnen auch zu, dass wir an einem Tag etwas tiefer ins Wildnistal eintauchten.

Obwohl wir auf den Wegen und Pfaden blieben, war bald kein Durchkommen mehr möglich. Der einst breite Fahrweg war komplett zugewachsen mit Adlerfarn und Frauenfarn, mit Binsengräsern und stacheligen Brombeerranken, die sich an den Kleidern verhakten. Ameisenhügel hatten sich gebildet. Beim Versuch, uns einen Weg zu bahnen, krabbelten die emsigen Tierchen schon meine Wanderschuhe hoch. Die Bienen summten, Stechmücken tanzten im Sonnenschein, und eine Nacktschnecke schlich vor mir an einem Binsengras hinauf. Viele Baumstämme lagen kreuz und quer herum. Baumpilze wuchsen an ihren Stämmen, und Moos hatte sich angesetzt. Es sah irgendwie märchenhaft aus. Plötzlich krachte es fürchterlich direkt neben mir im Dickicht. Ein großes, schweres Tier nahm gerade Reißaus vor unserer Gruppe. Es wird wohl ein Keiler oder vielleicht auch ein Hirsch gewesen sein. »Wir drehen um!«, sagte ich meinen Leuten. »Das hier ist nicht unser Platz. Er gehört den Tieren.« Die anderen schienen sehr froh und erleichtert über diese Entscheidung. Noch bevor wir wieder am Waldhaus angelangt waren, sah ich, wie an meinen Oberarmen eine ganze Reihe Zecken hinaufkletterten. Ich hatte sie wohl im hohen Gras eingefangen. Zum Glück hatte ich die Solardusche schon an einem Baum im Gelände des Waldhauses angebracht, sodass eine rasche, aber immer noch eiskalte Dusche mit Quellwasser möglich war. So hatten die Zecken keine Chance, sich festzusetzen. Im Nachhinein kann ich über diese Exkursion sagen, es war eine unglaublich lehrreiche Erfahrung, sich einmal in die Wildnis zu begeben. Gut, wenn man wieder herauskommt! Lassen wir den Tieren diese Rückzugsgebiete. Ich werde nicht mehr hineingehen, auch wenn mich meine Neugierde weiter antreibt.

Nein, die Wildnis stellt nicht mein Naturell dar, habe ich mittlerweile festgestellt, auch wenn ich sie äußerst spannend finde. Vielmehr fühle ich mich verbunden mit einer Landschaft, die durch sanfte Hügel, Wiesen, Äcker und kleine Wäldchen gekennzeichnet ist. Und im Tal ein gluckerndes Bächlein – das gehört auch dazu. Vor Kurzem war ich einmal wieder da, an dem Aufenthaltsort meiner Kindheit auf dem Land. Ich sah die schwere, aber fruchtbare Erde, die der Bauer vor Kurzem umgepflügt hatte, sah die ersten Gänseblümchen auf der Wiese und hörte von Weitem die Pferde wiehern. In mir wurde das Bild wieder wach, wie ich mit anderen Kindern über die Wiesen hüpfte, mit schmutzigen Fingernägeln, weil wir zuvor mit Steinen und Lehm den Bach gestaut hatten, und einem Kränzchen aus gelben Löwenzahnblüten auf dem Kopf. Im großen Wald habe ich schließlich meine Wurzeln geschlagen. Er wirkt auf mich schützend und inspirierend zugleich.

Wo sind deine Wurzeln? Wo hast du dich verwurzelt?

Der Erstkontakt

Es gibt Menschen, die sich fast ausschließlich in Städten aufhalten und so gut wie nie den Wald betreten. Vielleicht besitzen sie auch nicht die nötigen Kenntnisse, sich darin zurechtzufinden, vielleicht haben sie nicht die richtige

Ausrüstung. Ihr erster Eindruck vom Wald: Er wirkt bedrohlich auf sie. Lernt man aber das Wesen des Waldes kennen, wird man positiv überrascht sein: vom Feind zum Freund!

Der erste Eindruck

Zu Beginn meiner Tätigkeit als Seminarleiterin fragte ich mich des Öfteren, was die Teilnehmer wohl erwarteten. Eine gestylte Frau mit lackierten Fingernägeln? Was sollte ich anziehen? Wie sollte ich mich verhalten? Längst habe ich mich dafür entschieden, mich zu geben, wie ich bin. Meine Kleidung wähle ich so aus, dass ich mich darin wohlfühle. Freundlichkeit und Respekt sind für mich selbstverständlich. Aber auch eindeutige Ansagen, wenn es um Entscheidungen geht, kannst du von mir erwarten. Das ist für mich eine ehrliche und offene Begegnung. Genauso wünsche ich es mir auch von anderen.

Warum tendieren wir immer wieder dazu, bei der Begegnung mit einem Menschen den ersten Eindruck als wichtig zu nehmen? Das liegt an unserem Urinstinkt. Es gilt, in kürzester Zeit jemanden als »Freund« oder »Feind« einzuordnen. Und dann heißt es handeln: Flucht oder Angriff oder sich langsam für eine Begegnung zu öffnen. Diese Verhaltensweise ist zunächst einmal gut so, denn es sind leider nicht alle Menschen in friedvoller Absicht unterwegs. Der erste Eindruck ist wichtig für den eigenen Schutz.

Namen sind Schall und Rauch

Oft beginnt eine Kommunikation mit der gegenseitigen Vorstellung. Man macht sich bekannt und nennt seinen Namen. Doch der Name ist nur das i-Tüpfelchen eines Ganzen, eine Art gemeinsamer Nenner. Beim Kennenlernen einer Person läuft vieles unbewusst ab. So nimmst du zunächst die Schwingung auf. Was strahlt diese Person aus? Aber auch die bewusste Wahrnehmung spielt eine Rolle: Wie ist ihre Körperhaltung, ist die Tonlage ihrer Stimme eher freundlich oder aggressiv, blickt sie offen und aufrichtig in das Gesicht des Gegenübers, wie sind ihre Gesichtszüge, wie der Händedruck, welche Kleidung trägt sie?

Spricht jemand von »Sabine« oder »Frieder«, so versteht der Freundes- und Bekanntenkreis, welche Person gemeint ist. Doch jeder hat ganz eigene Erfahrungen mit der Person gesammelt. Nach Jahren sind die Namen Schall und Rauch, du hast sie vergessen. Doch du erinnerst dich an das Aussehen, an das Wesen und das Verhalten eines Menschen.

Durch die Vergabe von Namen verständigen wir uns auf einfache Art und Weise. Ob wir diesen Menschen, auch wenn wir ihn bereits länger kennen, wirklich umfassend verstehen bzw. verstanden haben? Vielmehr sollte man jedem die Möglichkeit geben, sich zu entfalten, aus einer möglicherweise eingefahrenen Rolle, die er sich selbst oder die ihm andere – vielleicht auch du – zugewiesen haben, herauszukommen.

Der Wald – ein Name oder ein Begriff?

Ich behaupte: »Wald« ist nur ein Name und längst kein »Begriff«, denn begriffen haben wir ihn noch nicht – oder nicht mehr. Eine Ansammlung von Bäumen, die so dicht und zahlreich stehen, dass sich ein typisches Wald-Innenklima entwickelt, in dem die Temperaturen ausgeglichener sind, die Luftbewegungen und die Lichtintensität geringer sowie die Luftfeuchtigkeit höher sind, nennt man aus ökologischer Sicht »Wald«.

Der Wald kann als gigantischer Organismus verstanden werden. Eine Handvoll Waldboden beherbergt mehr Lebewesen als Menschen auf der Erde leben. Vielerlei Pflanzen, Pilzen und Wildtieren bietet der Wald Lebensraum. Nach § 2 Bundeswaldgesetz bedeutet »Wald« im Sinne dieses Gesetzes »jede mit Forstpflanzen bestockte Grundfläche«. Als Wald gelten auch »kahl geschlagene oder verlichtete Grundflächen, Waldwege, Waldeinteilungs- und Sicherungsstreifen, Waldblößen und Lichtungen, Waldwiesen, Wildäsungsplätze, Holzlagerplätze sowie weitere mit dem Wald verbundene und ihm dienende Flächen«.

Unsere früheren Vorfahren, die Kelten, hatten ein ganz anderes Verständnis für den Wald. Sie lebten in engem Kontakt mit ihm und waren tief mit ihm verbunden. Die Natur, insbesondere der Wald, war für sie beseelt und heilig. In jeder Pflanze, jedem Baum, jedem Stein oder Tier war für sie eine schöpferische Kraft sichtbar und spürbar. Bäume spielten in der keltischen Heilkunde und Spiritualität eine ganz besondere Rolle. So gab es auch heilige Bäume. Sie waren Sitz von Göttern, Pflanzengeistern und Naturwesen:

Dadurch, dass die Kelten im Wald lebten, hatten sie ihn nicht nur begriffen – sondern auch Zugang zu seinem/-n Wesen bekommen.

Namen sind also erst einmal eine bloße Bezeichnung, mit der wir uns verständigen können. Begriffe werden physisch und/oder geistig erfasst. Im Wesen steckt schlussendlich die Essenz, die Substanz.

Eine andere Art des Lehrens

Das »Coyote Teaching«, wie ich es gern anwende, setzt an der Basis des Begreifens an. Ein Koyote schleicht lange um seine Beute, um sie und ihre Verhaltensweise näher kennenzulernen. Übertragen auf unseren eigenen Lernprozess gilt es also weniger, den interessierten Zuhörern den Namen einer Pflanze beizubringen. Vielmehr sollen sie sich zunächst auf verschiedene Weise dem Betrachtungsobjekt annähern. Es nutzt wenig, wenn ich bei einer Wildkräuterwanderung jemandem sage: »Das ist Bärlauch, da drüben wächst der Löwenzahn, dort die Vogelmiere.«

Wir untersuchen die Pflanze auf verschiedene Weise, werden uns bewusst, in welcher Landschaft, auf welchem Boden sie wächst, wie sie genau aussieht, wie sie riecht, wie sie womöglich schmeckt. Löwenzahn grabe ich gern aus, um die Wurzeln zu zeigen. Im Herbst sind sie übrigens groß genug, dass man sie rösten und daraus Kaffeeersatz herstellen kann. Aus Brennnesseln lassen sich feine Schnüre drehen, man kann sie zur Entschlackung als Tee aufgießen oder wie Spinat als vitamin- und mineralstoffreiches

Gemüse zubereiten. Spätestens, wenn du dich an ihr gebrannt hast, also ihre Nesseln eine Rötung und Brennen der Haut hervorrufen, hast du verstanden, dass es sich um eine Brennnessel handelt. Lernen wir einzelne Bäume kennen, so betasten wir die Rinde, befühlen die Früchte und Zapfen, vergleichen die unterschiedlichen Nadeln, umfassen den Baumstamm, blicken nach oben in die Krone – und nach unten zu den Wurzeln. Es gibt nicht nur »die Eiche« – dies ist ein Sammelbegriff –, sondern die Roteiche, die Traubeneiche, die Stieleiche, die Bluteiche. Die Unterschiede lernt man durch eingehendes Be-greifen kennen.

So kommt man wieder und wieder auf die bewusste Wahrnehmung zurück. Beim nächsten Gang durch Wald und Flur wird man mit Sicherheit anders sehen, schmecken, riechen, hören, fühlen.

Zum Erkennen des Wesens des Waldes gehört eine andere Form der Betrachtung und der »Tuchfühlung«. Hier heißt es, noch ganz andere Wahrnehmungspforten zu öffnen. Ich werde sie dir nach und nach erläutern.

Lebe wild und gefährlich

Kennst du vielleicht noch den Postkartenspruch: »Du fragst mich, was soll ich tun? Und ich sage: Lebe wild und gefährlich!« Die Postkarte hing lange an meinem Kühlschrank, ohne dass ich mir über den Hintergrund des Spruches Gedanken machte. Er gefiel mir einfach – damals schon und heute noch. Seine Bedeutung für mich lernte ich unter anderem bei einer sommerlichen Nachtwanderung zusammen mit anderen Naturpädagogen kennen.

Im Dunkeln unterwegs

Absichtlich hatten wir weder Taschenlampen noch Handys mitgenommen. Es war eine Herausforderung für uns alle, eine Mutprobe sozusagen. Im Wald war so gut wie kein Licht mehr vorhanden, sodass wir uns intuitiv und voller Aufmerksamkeit Schritt für Schritt langsam vorantasteten. Links und rechts hörte man gelegentlich leises Knacken oder Rascheln. Es schienen noch andere Lebewesen im Wald unterwegs zu sein. Vielleicht war es nur eine Maus, die durchs trockene Laub huschte, vielleicht auch der Fuchs, der gerade zur Waldlichtung schlich, vielleicht ein Rehbock? Wir erlebten Spannung pur!

Der Waldweg war breit und ausgefahren. Bereits tagsüber hatten wir ihn bei einer anderen Exkursion kennengelernt, so glaubte ich jedenfalls. Da stieß mein Fuß an etwas Hartes, und ich stolperte. Verdammt, das war wohl ein Stein! Der Länge nach hatte ich mich hingestreckt. Mein Knie schmerzte. Als ich es befühlte, konnte ich etwas Nasses spüren. Wahrscheinlich blutete es. Hätte ich bloß die langen Hosen angezogen! Ich nestelte in meiner Jackentasche und kramte ein Taschentuch hervor. Kurzerhand wickelte ich es um die nasse Stelle. Ich konnte mich noch bewegen, also war es wohl nicht so schlimm.

Vorsichtig setzte ich meinen Weg fort. Die anderen konnte ich bei genauem Hinsehen ein gutes Stück vor mir erkennen. Ihre Silhouetten hoben sich vom nahen Waldrand ab, der wie das Ende des Tunnels anmutete. Vorn auf dem Feld, wo ein asphaltierter Weg über den Hügel zurück zu unserer Unterkunft führte, war noch etwas Licht. Während die Kolleginnen den letzten rötlichen Schimmer am Himmel genossen, holte ich auf. »Da bist du ja!«, flüsterte eine Kollegin und nahm mich am Arm. »Schau mal. Eine ganze Rotte Wildschweine!«

Parallelwelt und Asphaltweg

Himmel, was ein Anblick! Eins nach dem anderen kam aus dem Wald gerannt, kleinere und größere, immer schön hintereinander, bestimmt 30 Tiere. Sie liefen die Anhöhe hinauf und dann genau an der Horizontlinie entlang, zwischen dem rot gefärbten Himmel und der schwarz anmutenden Erde. Andächtig und staunend verharrten wir. Eben wurde uns wieder die Parallelwelt offenbart: Wir standen hier unten auf dem Asphaltweg, da oben zeigte sich die Wildnis in ihrer ganzen Pracht! Dieser Moment war wirklich einzigartig.

Nach einer Weile setzten wir unseren Weg fort, schweigend, jeder für sich und erfüllt von diesem Erlebnis. Bald erreichten wir unsere Unterkunft, und ich konnte mich um mein Knie kümmern. Es war nur eine Schürfwunde. Im Erste-Hilfe-Set fanden wir Wundspray und Verbandsmaterial. »Warum hast du nicht gerufen?«, fragte mich eine Kollegin. Nein, ich wollte die Atmosphäre nicht stören, und ich hatte es auch alleine geschafft.

Viel später habe ich über dieses Erlebnis nachgedacht. Es kam mir vor wie das Leben selbst: Ab und zu liegen Steine auf dem Weg, und du stolperst darüber. Du kannst Freunde rufen. Sie sind in der Nähe, wenn du sie brauchst. Ich hätte auch zurückgehen können, aber das wäre langweilig und frustrierend gewesen. Resignieren? Nein. Immer wieder aufstehen. Das Leben ist so spannend! Und die Parallelwelt, die echte Wildnis? Sie wird dir wieder bewusst, wenn du etwas wagst, hinausgehst, auch in einer Zeit, in der es dunkel ist. Du weißt nie, was dir an besonderen Erlebnissen widerfährt. Und: Auch auf einem asphaltierten Weg bist du nicht wirklich sicher. Immer wieder heißt es aufpassen, die eigenen Sinnespforten öffnen. Wer etwas wagt, hat viel mehr vom Leben. Dazu gehört eine gesunde Portion Selbstvertrauen und Eigenverantwortung. »Lebe wild und gefährlich!« Danke dafür, dass mir irgendjemand einmal diese Postkarte zugeschickt hatte.

> »Sei mutig, tue etwas Außergewöhnliches in deinem Leben. Und wenn du hinfällst: umschauen, Krönchen richten, weiter geht's!«

Übernimm Verantwortung für dich

Gelegentlich werde ich vor einer Wanderung von neuen Teilnehmern gefragt: »Hast du eigentlich eine Versicherung, falls etwas passiert?« Ich antworte: »Ja, ich habe ich eine Versicherung … damit ich sagen kann: Ich habe eine Versicherung.«

Denn eigentlich ist die Versicherung überflüssig. Eine Versicherung kann dich nicht davor bewahren, dass plötzlich und unvermittelt ein Baum umfällt oder dich ein herabfallender Ast trifft und schwer verletzt. Eine Versicherung wird dafür aufkommen, wenn du in eine Vertiefung im Waldboden trittst und dir den Knöchel verstauchst. Eine Versicherung wird nicht übernehmen, wenn du über eine Wurzel oder einen Stein stolperst und dir das Bein brichst. Es gibt viele mögliche Gefahren im Wald, für die keine Versicherung je aufkommen kann, auch nicht die Förster und Waldarbeiter, die den Wald pflegen.

So wie im »richtigen Leben«: Du hast immer irgendeinen Schaden, wenn etwas passiert. Da hilft dir keine Versicherung, und auch das Leben kannst du nicht versichern. Es nutzt auch nichts, andere für ein Unglück verantwortlich zu machen. Du bist selbst zuständig! Du hast dich auf diese Straße begeben, um von A nach B zu fahren. Du hast diesem oder jenem Menschen vertraut. Sei spätestens das nächste Mal vorsichtiger, achtsamer, aufmerksamer. Übernimm Eigenverantwortung! Dazu passt eine schöne indianische Geschichte über Mokassins: Angenommen, du hast ein großes Stück Leder zur Verfügung: Würdest du den Weg vor dir mit Leder überziehen, damit du gut darauf laufen kannst? Mach dir lieber gute Mokassins daraus! So kommst du überall durch.

Erwachsene übernehmen Eigenverantwortung. Auch für ihr eigenes Leben.

Vom Schweinehund
und der persönlichen Challenge

Im Wald kann man sich gelegentlich darin üben, den inneren Schweinehund zu überwinden. Ich erinnere mich noch an den kleinen Wasserfall, an dem wir uns an einem sonnigen Frühlingstag erfrischten. Nein, wir wuschen nicht nur Hände und Gesicht. In einem Moment, in dem kein anderer Wanderer in der Nähe war, nutzten wir die Gelegenheit, uns auszuziehen und diese wunderbare, natürliche Dusche auszuprobieren. War das kalt! Zum Glück kannte ich dieses Gefühl bereits, denn ich hatte zuvor zu Hause schon »geübt«. Es war wundervoll!

Unser größter Feind ist unser »innerer Schweinehund«. Man könnte ihn auch »Bequemlichkeit« nennen. Sie hindert uns daran, Dinge anzugehen, etwas Neues zu wagen, etwas zu verändern. Man braucht dazu eine Extraportion Energie.

Vielleicht hängt dieser »Schweinehund« auch mit Ängsten zusammen, Ängste, dass sich etwas verändern könnte. Ich kann dich beruhigen – oder auch beunruhigen: Alles im Leben ändert sich ständig, auch wenn du meinst, es bliebe alles gleich. Wenn du dir wirklich einmal bewusst gemacht hast, dass nichts, aber auch gar nichts beständig ist, kannst du auch an deinem Leben aktiv mitwirken und dein Schicksal selbst in die Hand nehmen. Sonst wirst du doch nur von anderen in deinem, wohlgemerkt DEINEM Leben hin und her geschubst und fremdbestimmt.

Glaubst du an die Macht des Schicksals? Ich schon lange nicht mehr. Wohl hat man ein gewisses Fundament, auch gewisse Gene mit auf den Lebensweg bekommen und/ oder ist in eine besondere Familienkonstellation hineingeboren. Aber das hindert uns nicht daran, das eigene Haus auf diesem Fundament so zu bauen, wie wir es wollen. Segne alle, die dich in deinem Leben zu dem Punkt gebracht haben, an dem du heute stehst. Bittere Erfahrungen bringen einen in der Regel schneller in der Entwicklung voran, und tatsächlich bekommt das Leben mehr Tiefgang.

Eine weitere Bremse, etwas Neues zu wagen, sind die eingefahrenen Autobahnen im Gehirn. Man nennt sie auch Synapsen, also die Verbindungen zwischen den einzelnen Nerven- und Sinneszellen. Wenn ich dieses Bild auf den Wald übertrage, so wären es die breiten Forstwege: Tagtäglich befahren oder begehen wir ein und denselben Weg. Dieser Weg hat sich im Gehirn so tief eingefurcht, dass wir ihn nur selten verlassen. Um wie viel spannender ist es jedoch, neue Pfade zu entdecken? Sind wir erst einmal eine Weile den neuen Pfad gegangen, wird er uns nach und nach vertraut. Wir finden Gefallen an ihm. Dieser Pfad wird nach und nach zum Weg, wir entdecken neue Potenziale in uns, die uns wiederum neue Pfade eröffnen.

Die 21-Tage-Challenge

Um aus eingefahrenen Verhaltensmustern herauszukommen, kannst du deinen inneren Schweinehund auch austricksen. Stelle dir dazu deine eigene 21-Tage-Challenge (zu Deutsch: Herausforderung).

1. Mache ab sofort mindestens eine Sache anders als sonst. Zum Beispiel: Trinke erst deinen Kaffee oder Tee, und gehe dann duschen (oder umgekehrt). Nimm einen anderen Weg zur Arbeit als sonst. Nutze ein anderes Fahrzeug, je nachdem, was du nicht gewohnt bist. Lächle dich am Morgen im Spiegel an (wenn du sonst griesgrämig schaust). Schneide Grimassen vor dem Spiegel, und lache über dich. Iss zum Frühstück mal was ganz anderes als sonst. Nach und nach kommst du aus deinen alten Strukturen heraus. Dir fällt bestimmt noch mehr ein, was du ändern könntest.

   Wenn du Langschläfer bist, könntest du dich einmal dazu aufraffen, früh aufzustehen. Dreh vor der Arbeit im Park oder Wald eine Runde. Was meinst du, wie hellwach du hinterher bist!

2. Kannst du dich gar nicht selbst motivieren und gelingt es dir nicht, dir in den Hintern zu treten, dann frag einen Freund oder eine Freundin. Er/sie meint es bestimmt gut mit dir und tritt ganz sanft.

3. Starte eine 21-Tage-Challenge mit dir selbst! Fordere dich heraus!

Meine erste eigene Challenge war, 21 Tage lang morgens kalt zu duschen. Nun bin bzw. war ich eine Warmduscherin. Wenn wir im Freien übernachten, wasche ich mich natürlich auch sehr gern im Bach. Aber zu Hause überwog die Gewohnheit der wohlig warmen Dusche. Ich erzählte meinen Freunden von meinem Vorhaben, um dem Ganzen etwas mehr Druck zu verleihen. Bestimmt würden sie mich später fragen: »Na, wie läuft es mit deiner Challenge?«

Ich hatte festgestellt, dass die Menschen aus meinem Bekanntenkreis, die morgens kalt duschen, so gut wie nie eine Erkältung haben, denn ihr Immunsystem ist gestärkt. Außerdem wollte ich meinen inneren Schweinehund besiegen. Es kann doch nicht sein, dass meine Bequemlichkeit stärker ist als mein eigener Wille!

Tag 1 der Challenge schaffte ich mit Müh und Not. Das kalte Wasser den Rücken hinunterlaufen zu lassen, war wirklich kein Vergnügen. Tag 2 ging schon besser, da ich das Gefühl am Rücken schon erwartete. Tag 3 war noch besser, und nach einer Woche konnte ich feststellen, dass sich meine Haut und mein Körper schon an den morgendlichen »Schock« gewöhnt hatten.

Was ich noch gar nicht erwähnt habe: Ich duschte im Freien. Im Garten gibt es ein Plätzchen, in das niemand Einblick hat. Also: aus dem Bett huschen, Gartenschlauch in die Hand nehmen, Wasser aufdrehen, dann die Füße, die Beine, die Arme, Gesicht, Brust und Bauch und schließlich den empfindlichen Rücken abduschen. Puuh! Echt erfrischend! Das erinnert ich mich eben an einen Mutter-Kind-Kuraufenthalt an der Nordsee. »Kneipp'sche Güsse«

wurden dort für die Mütter extra verordnet, um die Durchblutung zu fördern, den Stoffwechsel anzuregen und das Immunsystem zu stärken. Das kannst du auch zu Hause durchführen!

Ich habe die 21-Tage-Challenge durchgehalten und noch viel länger, bis heute! Auch wenn die Außentemperaturen sinken: Ich wage mich, solange das Wasser im Schlauch nicht gefriert, immer noch hinaus zum morgendlichen Duschen. Dadurch fühle ich mich so richtig lebendig.

Andere Möglichkeiten zur Vitalitätssteigerung

Auch habe ich im Sommer mit dem Tautreten begonnen. Früh morgens, wenn das Gras noch mit kleinen Wassertröpfchen besetzt ist, laufe ich drei bis zehn Minuten mehrere Runden auf dem Gras. Freilich solltest du zu Beginn in jedem Fall warme Füße haben. Das Gras wirkt wie eine sanfte Massage auf die Akupunkturpunkte der Fußsohlen. Mir hat das Tautreten vor allem eines gebracht: Lebendigkeit und Fröhlichkeit! Es bereitet mir großen Spaß, die Grashalme zu spüren und gut verbunden zu sein mit Mutter Erde. Natürlich ist auch die förderliche Wirkung auf die Gesundheit nicht außer Acht zu lassen.

Ist im Winter das Wasser im Garten abgedreht, so geht es mit dem Kaltabduschen – nach vorherigem Warmduschgenuss – im Badezimmer weiter. Freilich besteht dort die Versuchung, zum Abschluss wieder auf Warm zu schalten. Aber das ist ja auch mal wieder ganz schön. Wenn es dann schneit, steht die nächste Challenge an: Schneebaden. Alles schon ausprobiert, aber noch nicht 21 Tage lang, weil bei uns in der Regel nicht so lange Schnee liegt.

Willst du dich auch einmal herausfordern? Was könnte deine Challenge sein? Eine Challenge der besonderen Art ist es, einmal wieder zur Ruhe und Stille zu kommen.

Ruhe tut gut

Ruhe tut so gut! Das haben mir meine Teilnehmer vielfach zurückgemeldet. Am Ende einer Fastenwanderwoche im Wald bitte ich sie gern um ein Feedback darüber, was besonders eindrucksvoll für sie war. Du glaubst es kaum – am eindrucksvollsten fanden immer wieder die meisten das, was ich mehr oder weniger angeordnet hatte, weil mir das ständige Geplapper auf Dauer zu viel wurde: »Was haltet ihr davon: eine halbe bis eine Stunde Schweigen!« Alle machten mit, und ich glaubte zu spüren, dass mir einige sogar sehr dankbar dafür waren. Das Schweigen hatte ihnen tatsächlich besonders gefallen!

Viele meiner Wanderleute glauben, sie müssten sich ständig unterhalten, wenn sie nebeneinander hergehen. Vielleicht ist es eine Sache der Höflichkeit und der Erziehung? Aber wenn sich alle einig sind über die Schweigezeit, ist das Schweigen für die Gruppe und jeden Einzelnen ein großer Gewinn. Oft stellt sich das erst später heraus, wenn man wieder zu Hause ist und schon ein paar Tage vergangen sind.

*Durch das Schweigen und die Stille
findest du wieder zu dir selbst.*

Viel zu wenig, so meine ich, setzt man sich heutzutage mit sich selbst auseinander. Da stehen Fragen im Raum, die es zu beantworten gilt. Wer bin ich? Was will ich hier? Was sind meine Lebensaufgaben? Wie soll es weitergehen? Stattdessen dreht man das Radio auf, schaltet den Fernseher an, lässt sich berieseln von Musik oder diesem oder jenem Film. Man hat Scheuklappen auf, ist mehr im Außen als im Innen und schiebt die Auseinandersetzung mit sich und seinem Leben vor sich her. Morgen geht es ja zum Glück wieder an die Arbeit, wie gewohnt. Das ist schließlich einfacher. Und so dreht sich das Hamsterrad weiter und weiter.

*In der Ruhe finden Kinder wie Erwachsene
wieder zur natürlichen Ordnung.*

»In der Ruhe liegt die Kraft«

Dieses alte Sprichwort ist heute aktueller denn je. Ruhe verstehe ich mittlerweile als Gegenpol zu unserem Aktionismus. Sie ist ein Ausstieg aus dem Alltag.

Ich bin schon mit vielen Schulklassen durch den Wald gegangen. Einmal hielt eine meiner Gruppen an einem Brünnlein an, und ich fragte die Kinder: »Wer bringt es fertig, wenigstens drei Minuten still zu sein? Bin gespannt, ob ihr die Geräusche der Natur hören könnt!« Ich schaute auf die Uhr. Sie schafften es locker. Als die Exkursion beendet war, wollte ich von ihnen wissen: »Was hat euch am besten gefallen an unserem Ausflug in den Wald?« Sie fanden natürlich auch die Waldspiele toll. Aber die meisten waren der Meinung: Am schönsten war das Plätschern des Wassers, das Vogelgezwitscher in den Bäumen – und weil es so schön ruhig war.

Unsere zivilisierte, westliche Menschenwelt ist einfach laut. Überall Lärm und Krach. Sogar in der Nacht liegt in den Städten ein Grundrauschen in der Luft. Zum Glück schaltet unser Körper einen Filter davor, sonst würden wir wohl von der akustischen Belastung auf Dauer krank werden. Aufgrund unserer Gewohnheiten ist vielen Menschen die Stille mittlerweile fremd. Dabei ist sie so natürlich. Kinder haben kaum noch die Möglichkeit, zur Ruhe zu finden. Schon früh werden sie ständig beschäftigt. Bei dieser Exkursion haben sie wieder einmal gezeigt, dass auch sie sich nach der Ruhe sehnen.

Die Ruhe ist eine gesundheitliche Präventionsmaßnahme.

Viele Erwachsene fühlen sich heute kraftlos, sind ausgepowert, ausgebrannt. Zu viele Aufgaben sind – mitunter gleichzeitig – zu bewältigen, zu viele Informationen strömen auf den Menschen ein. Spätestens, wenn der Arzt eine Kur verordnet hat, wird der Mensch ausgebremst. Ein wesentlicher Bestandteil der Gesundheitsmaßnahme ist die Ruhe, sei es beim Yoga, der Meditation, beim Malkurs. Ruhe als Prävention: Das kannst du auch täglich haben, indem du dich für einen Spaziergang – oder einfach nur das Verweilen im Wald entscheidest.

> Geh im Frühjahr in den frühen Morgenstunden hinaus in den Wald, und setz dich an einen dir angenehmen Platz. Aktiviere deinen Gehörsinn, und du wirst ein Konzert vom Feinsten erleben. Und das ganz kostenlos. Erfüllt von diesem wundervollen Eindruck, kannst du deinen Alltag voller Elan angehen. Mit der Zeit wirst du auch einzelne Vogelstimmen wiedererkennen. Vielleicht sagst du jetzt: »Ich traue mich nicht allein.« Dann nimm jemanden mit, und schlage ihm vor, gemeinsam ein Stück schweigend zu gehen und schweigend zu lauschen.

Über die Aura von Menschen und Bäumen

Kennst du das? Manchmal betritt ein dir unbekannter Mensch den Raum, und du hast das Gefühl, dass sich der Raum mit einer Art unsichtbaren, positiv aufgeladenen Energiewolke füllt. Dieser Mensch hat eine angenehme Ausstrahlung. Wenn du dich ihm näherst, umhüllt dich diese Ausstrahlung, und du nimmst etwas davon auf.

Meiner Erfahrung nach besitzen vor allem ältere Menschen mit viel Lebenserfahrung und Weisheit eine solche Ausstrahlung. Und sie haben eine »heitere Gelassenheit« – die beste Lebensstufe, die man meines Erachtens erreichen kann. So jemand ist für mich zum Beispiel der Dalai Lama.

Anders betrachtet gibt es auch Menschen, die eine eher negative Ausstrahlung besitzen. Man fühlt sich irgendwie unwohl in ihrer Nähe. Beispiele dafür gibt es leider mehr als genug. Um die eigene Energie nicht mit solchen Menschen zu vermischen, sich nicht in ihren Bann ziehen zu lassen, empfehle ich, die eigene Aura bei einer Begegnung näher an den eigenen Körper zu ziehen, damit sie sich nicht mit der Strahlung dieses Menschen vermischt.

Auch Bäume haben eine Ausstrahlung

Dass auch Bäume »strahlen«, wurde mir bewusst, als ich mir an einem wunderbar warmen Tag im Juni endlich einmal die Zeit nahm, im Garten auf der Liege ein bisschen zu »chillen«. An nichts denken, nur einfach dem Summen der Insekten lauschen, mich von den Sonnenstrahlen wärmen lassen und den Sommerwind auf der Haut spüren. Es war richtig entspannend. So schaute ich in den tiefblauen, klaren Himmel und nach einer Weile hinüber zum bewaldeten Hügel auf der anderen Talseite. Seine Silhouette mit den unterschiedlich hohen Kiefern, Buchen, Eichen und Tannen hob sich wunderbar vom Himmel ab. Wie war der Wald doch wieder schön grün geworden nach dem langen Winter.

Ich schaute ganz entspannt und nicht fokussierend eine ganze Weile hinüber. Und plötzlich – zuerst dachte ich, es sei Einbildung – blitzte aus der Horizontlinie des Waldes eine Art Nebel hervor. Er sah aus wie gezackte, helle

Strahlen, mal kleiner, mal größer werdend, die da aus dem Wald in den Himmel strömten. Zunächst war ich ganz überrascht von dieser Entdeckung. Das konnte doch nicht sein! Auf der Stelle lenkte ich meinen Blick auf einen einzelnen Baum im Garten, eine hochgewachsene Weißtanne, und testete sie aus. Und siehe da: Auch die Tanne strahlte! Immer wenn ich den Baum mit den Augen fixierte, verschwand das Phänomen allerdings.

Nun muss ich erwähnen, dass ich vor Jahren bereits einen Kurs im Aurasehen absolviert hatte. Aurasehen bei Menschen – das gelang mir so einigermaßen und mit entsprechender Übung. Auf die Idee, Bäume auf diese Weise anzuschauen, kam ich damals nicht.

Nun wollte ich es aber wissen! Ich stellte ich mich entspannt hin, machte meinen Kopf leer und schaute mit weichem Blick auf Bäume im Park, Bäume auf gepflasterten Parkplätzen, frei stehende Bäume, dicht beieinanderstehende Bäume.

Frei stehende Bäume mit ausladenden Ästen können am besten strahlen, stellte ich fest, auch in den Parks. Bäume, um die herum man nur eine Erdfläche von einem Quadratmeter freigelassen hat, sind bedauernswerte Geschöpfe. Ihre Ausstrahlung ist gering. Vielleicht haben sie aber auch mit den ganzen Energien, dem Lärm und den Abgasen um sich herum zu kämpfen, um sie zu neutralisieren?

Bei meiner Auszeit auf der Gartenliege – man sollte wirklich öfter mal chillen – hatte ich auch noch eine andere Einsicht. Ich halte sie für so wesentlich für die weitere Bewusstseinsentwicklung der Menschen, dass ich sie unbedingt weitergeben möchte: Erst kürzlich wurde wieder ein

Funkmast für die Versorgung im Tal aufgestellt. Er nimmt auf – und gibt ab. Er ragt hoch in den Himmel. Genau wie die Bäume! Und nun wird mir nach und nach auch klar, warum man sich so aufgeladen fühlt, wenn man von einer Wanderung im Wald zurückkehrt:

Bäume sind Antennen

Sie nehmen die Energien aus dem Kosmos auf und bringen sie hier hinunter auf unsere Erde. Es sind offensichtlich positive Energien, da sie uns – und das merkt jeder, der sich ein paar Stunden im Wald aufhält – guttun! Bäume strahlen diese Energien ab – und wir Menschen nehmen sie auf, lassen unsere Batterien wieder auffüllen, ganz kostenlos! Geh hinaus in den Wald, und spüre diese Kräfte, diese Energien!

Wenn du Lust hast, versuche auch einmal diese Übung: Suche dir einen Baum aus, der dich auf irgendeine Weise anspricht. Stelle dich ca. 20 Meter von ihm entfernt auf. Reibe die Hände aneinander, sodass die Handinnenflächen warm und dadurch sensibilisiert werden. Klopfe ein paar Mal mit dem Finger einer Hand in die Mitte der anderen Handfläche. Dann hebe die Hände auf Brusthöhe und breite sie etwas nach außen aus, die Handflächen nach vorn, so als würdest du etwas empfangen wollen. Nun nähere dich deinem Baum langsam, Schritt für Schritt. Irgendwann verspürst du in den Händen eine Dichtigkeit in der Luft, einen ganz kleinen Widerstand. Das ist die unsichtbare Grenze der Baumaura. Gehe langsam weiter und betrete die Aura dieses Baumes. Wie fühlt es sich für dich an?

Bedanke dich bei dem Baum, in Worten oder gedanklich, dass du an seinem Energiefeld teilhaben darfst. Es wäre wünschenswert – für alle Geschöpfe dieser Erde –, wenn du die Energien, die du im Wald aufnimmst, für positiv motivierte Handlungen weitergeben würdest.

Wo ist mein Kraftplatz?

Es gibt Zeiten im Leben, da brauchst du zusätzliche Kraft. Und auch wenn du vermeintlich keinen Energieschub benötigst, wird dich ein persönlicher Kraftplatz weiterbringen. Auch Bäume können ein Kraftplatz sein. Such dir einen aus, lehne dich an. Du wirst seine Kraft spüren. Wo ich definitiv keine Kraftplätze finde, ist in unseren Städten. Kein Wunder: Die größte Fläche, auf der wir uns bewegen, ist asphaltiert und zubetoniert. Wie sollen hier natürliche Kräfte walten, die uns guttun?

Finde deinen Kraftplatz

Setze dir einen Termin im Kalender, der nur dir gehört. Einen Termin, an dem du dir vornimmst, deinen eigenen Kraftplatz zu finden. Geh zum Waldrand und atme. Werde dir deines Atems bewusst. Deine Bauchdecke hebt und senkt sich dabei. Sei in Gedanken nur beim Atmen. Zum Bewusstwerden kannst du auch deine Hand auf den Bauch legen. Atme langsam ein, aus, ein, aus, ein, aus. Beim Ausatmen lässt du den Alltag los, beim Einatmen nimmst du die Energien des Waldes in dich auf.

Nun frage dich in Gedanken: »Wo ist mein Kraftplatz?« Und dann geh los, ohne bestimmtes Ziel, hör einfach nur auf deine innere Stimme. Schau dich um. Vielleicht ist es ein sonnenbeschienener Platz auf der Waldlichtung, vielleicht ein knorriger Baumstumpf, vielleicht ein Fels, vielleicht eine Quelle.

Je nachdem, was du gerade brauchst, wirst du deinen für dich geeigneten Kraftort finden. Er wird dich wie magisch anziehen, wenn du nur nach ihm fragst.

Gefunden? Setz dich hin, und mach es dir bequem. Sei mit deinen Gedanken im Hier und Jetzt. Lausche, rieche, sieh dich um. Was hörst du, was riechst du, was siehst du? Wenn dich deine Gedanken wieder in die Vergangenheit oder die Zukunft ziehen wollen, dann lenke bewusst dagegen. Vielleicht ist es eine Stechmücke, die dich in die Gegenwart bringt, vielleicht eine Spinne, die sich gerade vor deinen Augen abseilt, vielleicht stört dich ein Ast, und du sitzt unbequem. Genieße mindestens eine Viertelstunde die Stille, und nimm einfach nur deine Umgebung bewusst wahr. Vielleicht vernimmst du das laute Krächzen des Eichelhähers, vielleicht den wunderbaren Gesang der Amsel oder den Ruf des Waldkauzes, vielleicht auch das ferne Geräusch einer Motorsäge. Im Wald gibt es sehr viel zu lauschen.

Nach einer Weile des Dasitzens kannst du den Wald und deine direkte Umgebung in Gedanken fragen: »Was willst du, Platz, mir sagen? Warum hast du mich hierhergezogen?« Lass die Antwort auf dich wirken. Bleib offen. Vielleicht ist es der Windhauch auf deiner Haut, der dich wieder spüren lässt: Ich lebe. Vielleicht trifft gerade ein Sonnenstrahl auf dein Gesicht, der dich blinzeln lässt und ermuntert: Es kommt was Neues, sei gespannt! Ist es eine Antwort, die du insgeheim schon in dir trägst? Womöglich bekommst du eine Antwort, die du gar nicht erwartet hast.

Du kannst so lange an deinem Kraftplatz bleiben, wie du möchtest. Dann verabschiede dich von diesem Platz, und bedanke dich gedanklich oder in Worten bei ihm. Vielleicht legst du auch etwas hin, einen Stein, eine Blume … Nimm all deine Wahrnehmungen in dir auf – und überdenke sie zu Hause. Setze dich mit dieser Antwort auseinander.

Geh so oft wie möglich zu deinem persönlichen Kraftplatz. Du kannst dort immer Kraft schöpfen, dir Inspiration und frischen Lebensmut holen. Sei nicht enttäuscht, wenn du bei den ersten Besuchen erst einmal gar nichts spürst, nichts entdeckst, keine »Botschaft« erhältst. Es ist erst einmal notwendig, zur Ruhe zu finden, deine Wahrnehmungspforten zu öffnen. Vielleicht ist es auch noch nicht dein richtiger Kraftplatz. Dann mach dich auf, und lass dich intuitiv den für dich richtigen Kraftplatz finden.

Die Botschaft meines persönlichen Kraftplatzes

Einmal saß ich wieder an meinem eigenen Kraftplatz – und mir war langweilig, denn ich hatte erwartet, dass ich eine Botschaft bekam. Nichts tat sich. Es war Herbst, die

Blätter begannen sich schon zu verfärben und waren eigentlich wunderbar anzusehen. Es war ungewöhnlich still im Wald, kein Vogel zu hören, kein Knacken im Unterholz. Nur ein paar Ameisen liefen emsig vor meinen Füßen herum. Ob sich wohl heute noch etwas Besonderes tun würde, überlegte ich.

Ich wollte gerade aufstehen und gehen, als unerwartet ein Wind aufkam. Es rauschte kräftig im Blätterdach der hochgewachsenen Rotbuchen. Und wie das rauschte! Der Wind verstärkte sich noch. Die Baumwipfel schaukelten bedenklich mehrere Meter nach links und nach rechts. Dann legte sich der Wind wieder. So schnell er gekommen war, ging er vorbei. Das war's. »Danke, Platz!«, murmelte ich nachdenklich und kehrte zurück in den Alltag. Was mir dieses kleine Erlebnis vermitteln sollte, wurde mir erst viel später klar, als ich per Zufall ein indianisches Lied aus der Chumash-Tradition über den (Weiden-)Baum kennenlernte. Es begrüßt die Energie der Frauen und ihre Intuition.

Sha noon, hay ya,
sha noon, hay ya.
Hey ya, hey ya, ya ho way.
Hey hey ya, hey ya, ya ho way.
O way, O way

Zusammen mit dem entsprechenden Tanz habe ich das Lied für mich folgendermaßen interpretiert:

Die Weide bewegt sanft ihre Äste im Wind.
Hin und Her, hin und her.
Und wenn der Sturm durch die Äste fegt, lässt sie
sich nicht unterkriegen.
Sie beugt sich zwar, vielleicht auch ganz bis zum Boden,
aber die Äste bleiben beweglich und brechen nicht ab.
Gerade bei Sturm lässt sie ihre Wurzeln noch tiefer in
die Erde wachsen,
sie gelangen bis zum unterirdischen Fluss, dem frischen
Wasser,
und die Weide bleibt standhaft.

Ein schönes Bild, das mir noch heute über so manche
»Lebensstürme« hinweghilft. Vielleicht war es nur »meine«
Realität. Ich habe gesehen, was ich sehen wollte – und auch
sollte. Vielleicht hätten andere an diesem Kraftplatz etwas
ganz anderes wahrgenommen. Vielleicht zum Beispiel die
Tatsache, dass die Ameisen sehr fleißig sind – vielleicht zu
fleißig und keine Ruhe finden. Die Botschaft wäre möglicherweise gewesen: Nimm dir mehr Zeit für dich …

Traditionsreiche Kraftplätze

An Kraftorten gelangt man wieder zum Ursprung, zum
Beispiel an einer Quelle. Man wird sich der Schöpfung und
des eigenen Lebens wieder bewusst. Auf Berggipfeln hat
man Kontakt »nach oben«, zum Göttlichen.

Kraftplätze verfügen über eine besondere Energie, vielleicht ist es ein Magnetfeld, das uns wie magisch »anzieht«,

oder es sind Strahlungen aus dem Erdinneren oder dem Universum. Andere Kraftplätze vermitteln einfach »Harmonie«. Sie sind »heil« – also »unversehrt«, »rein« und einfach »ganz«.

Es gibt zahlreiche solcher besonderen Orte, die als Kraftplätze angesehen werden, zum Beispiel der Ayers Rock (Uluru) in Australien, der Tempelberg in Jerusalem, der Berg Kailash in Nepal, der Grand Donon in den Vogesen, Quellen, Berggipfel, Höhlen …

Unsere Vorfahren, auch die aus anderer Kulturen, hatten ein sehr gutes Gespür für diese besonderen Orte. Ob Kelten, amerikanische Ureinwohner, Aborigines – sie alle waren offen für die Natur.

Natürliche magnetische Felder sind offensichtlich in der Lage, zu unserer Genesung beizutragen. Vielleicht hielten sich unsere Vorfahren intuitiv auch deshalb öfter an Kraftplätzen auf, um ihre Gesundheit zu stabilisieren?

In unserer westlichen Welt hat sich das Christentum viele solcher Kraftplätze zu eigen gemacht, Gipfelkreuze aufgestellt, an Quellen, auf Bergen oder über »heidnischen« Ritualplätzen Kirchen und Klöster erbaut. Möchtest du einen bereits entdeckten Kraftplatz in der eigenen Umgebung aufsuchen, ist es hilfreich, auf Namen zu achten wie Heiligenberg (bei Heidelberg), Donnersberg (dem germanischen Gott Donar gewidmet), Teufelsstein, Hexentanzplatz (bei Landstuhl), Drachenfels (ein Name aus alten Sagen und sowohl bei Bad Dürkheim, in Busenberg/Pfalz als auch in Königswinter anzutreffen). Auch Namen, in denen das Wort »Licht« vorkommt, wie zum Beispiel die Burg Lichtenberg (bei Kusel) oder das Wort »heidnisch«

wie bei den »Haidenlöchern« (Deidesheim im Pfälzerwald), weisen auf ganz besondere Orte hin. Keltische
Ringwälle (zum Beispiel auf dem Donnersberg oder dem
Orensberg bei Frankweiler/Pfalz), Menhire (zum Beispiel
bei Otterberg oder auf dem Stahlberg) weisen ebenfalls auf
besondere Kraftplätze hin. Besuche doch einmal einen solchen Kraftplatz, und spüre die Energien.

Der Wald als Spiegel und Gesprächspartner

Der Wald kann dir Antworten auf deine Fragen geben.
Meist sind es Antworten, die du schon in dir trägst. Der
Wald hilft dir lediglich, sie zu erkennen, sie in dein
Bewusstsein zu holen. Er wirkt dabei wie dein Spiegel. Je
öfter du dich zum Wald hinwendest, desto vertrauter wird
er dir, und du kannst damit beginnen, mit ihm auch auf
andere Weise zu kommunizieren.

Etwas über sich selbst erfahren

Suche bei deinem Waldspaziergang einen natürlichen Ge-
genstand, etwas, das dich magisch anzieht: ein Blatt, einen
Fichtenzapfen, ein Hölzchen, ein Stück Moos, einen Stein.
Betrachte diesen Gegenstand, befühle ihn, rieche an ihm.
Nun frage dich: Was hat dieser Gegenstand mit mir zu tun?
Oder: Welche Eigenschaften hat dieser Gegenstand, die
ich selbst auch habe?

Bei einer meiner letzten geführten Wanderungen war Peter dabei. Er hob intuitiv einen Kieselstein auf. Auf meine Frage, warum er meint, dass dies »sein« Gegenstand sei, antwortete er: »Auf Französisch heißt Stein *pierre* – und ich heiße Peter!« Er hatte sich also im Wald selbst gefunden. In der Tat geht er gern in den Wald.

Eine andere Teilnehmerin zeigte mir ein trockenes Ästchen. »Was meinst du«, fragte ich sie, »was hat dieser Ast mit dir gemeinsam?« Sie betastete ihn und meinte dann nach einigem Überlegen: »Er fühlt sich ein bisschen kühl an.« Ich ermunterte sie, ihn für einen Moment in den Händen zu halten. »Und jetzt?« Ja, jetzt wurde er warm. Genau! Das Äußere mag wohl kühl erschienen haben, aber mit zugeführter Wärme erwärmte sich auch das Hölzchen. Und es hat richtig Feuerkraft, dieses Holz! Ich kannte diese Teilnehmerin sehr gut und wusste, dass sie genauso war.

Willst du wissen, was ich selbst aufhob? Es war ein typischer roter Sandstein aus dem Pfälzerwald mit vielen klitzekleinen Kristallen, die in der Sonne wunderbar funkeln. Der Stein hat mir gefallen, und ich habe meine eigene Interpretation dazu gefunden. Er hat mich auch darin bestärkt, meine Erkenntnisse aus dem Wald in diesem Buch weiterzugeben.

Wenn du diese Übung machst, wirst du ganz andere Ideen haben, auch wenn du vielleicht denselben Kieselstein, dasselbe Hölzchen oder denselben Sandstein aufheben solltest.

Überlege dir eine Frage, die dich bewegt und auf die du eine Antwort finden möchtest. Dafür ist es gut, wenn du dich vom Alltag ausgeklinkt hast, schon eine Weile im Wald und ganz im Hier und Jetzt angekommen bist. Denke beim Gehen durch den Wald zunächst nur an diese Frage. Dann lass sie los, ziehe deine Gedanken von der Frage ab. Sei zuversichtlich, dass du eine Antwort bekommst. Öffne deine Sinne, und du wirst etwas finden, das dir ins Auge springt. Das kann auch ganz am Ende deines Waldaufenthaltes sein oder sogar erst zu Hause, wenn du den Tag noch einmal reflektierst.

Der Wald kennt die Antworten

Um Natur- und Wildnispädagoge zu sein, muss man erst einmal selbst durch eine harte Schule. Zeitweise erging es mir bei meiner Ausbildung wie in einem »Reinigungskurs«. Eine Reinigung von allem Ballast, den man im Laufe der Jahre angesammelt hatte. Vieles lässt sich auf diese Weise klären. Am Schluss habe ich mich so gestärkt gefühlt, dass ich mit Freude und Begeisterung meine Aufgabe angehen konnte. Meiner Meinung nach kann man etwas auch nur gut vermitteln, wenn man es selbst durchlebt hat.

So schritten wir einmal schweigend mit der Gruppe einen schmalen Pfad entlang. Wir sollten uns vorher eine Frage stellen, auf die wir Antwort suchten. Aber sosehr ich überlegte, ich fand schon meine Frage nicht. Ich sah nur die Brombeerranken links und rechts des Pfades, hier und da mal einen Parasol oder einen Fliegenpilz aus dem

Unterholz herauswachsen, dann das Blätterdach des Buchenwaldes über mir … Nichts schien mich wirklich anzusprechen.

Da stolperte ich über einen Ast. Die Situation ist mir heute noch so präsent wie damals. Ich hob ihn auf. Der Ast zeigte eine Verdickung in der Mitte. Offensichtlich war er irgendwann einmal angeritzt worden, vielleicht durch einen benachbarten Ast oder einen Baum, der umgestürzt war. So hatte der Ast seine Wunde im Laufe der Zeit mit seiner eigenen Kraft mit Rinde »überwuchert«. Mir kamen die Tränen. Der Ast hatte es geschafft, diese Wunde zu heilen. Die Zeit hatte ihm dabei geholfen. Wohl war er jetzt herabgefallen, aber das war nicht die Botschaft, die zu mir passte.

Danke, Ast, dass du mir gezeigt hast, dass Wunden einfach Zeit brauchen, um zu heilen! Das wurde mir in diesem Moment ganz bewusst. Die Tränen liefen noch eine Weile, und sie waren richtig befreiend. Der Kloß in meinem Hals hatte sich gelöst. Erstaunlich, dass der Wald sowohl die Antwort kannte – als auch meine Frage! Auch die anderen aus unserer Gruppe hatten ähnlich intensive Erlebnisse, die wir dann am abendlichen Lagerfeuer vereinzelt austauschten. Vieles behielt aber jeder für sich.

Ein anderes Mal sollten wir mit einer Pflanze kommunizieren. Die Aufgabe: »Gehe einfach los, und finde die Pflanze (ein Baum ist auch eine Pflanze), die dir etwas sagen will.« Unser Camp hatten wir damals im Wald in der Nähe einer Wiese aufgebaut. Für diesen Tag hatte ich mich entschieden, einmal über die Wiese zu schlendern. An einer unscheinbaren Pflanze blieb ich stehen. Im Nachhinein erfuhr ich, dass es Wiesenlabkraut war. Zunächst sollten wir uns einfach nur hinsetzen und mit dieser Pflanze Verbindung aufnehmen. Der visuelle Eindruck. Wie sah die Pflanze aus? Jeder hatte für diese Übung Bleistift und Zeichenblock dabei. Ich betrachtete sie eine Weile, wandte ihr dann den Rücken zu und begann aus dem Gedächtnis zu zeichnen. Wie saßen noch mal die Blätter am Stiel? Waren sie eher breit oder schmal? Hatte dieses Pflänzchen auch Blüten? Wie viele Blätter wuchsen hervor? Wie war noch mal der Stiel geformt? Rund oder eckig? Himmel! Ich hatte mir so wenig gemerkt! Noch einmal schaute ich mir die Pflanze an. Jetzt aber intensiv. Die einzelnen, länglich lanzettlichen Blätter waren quirlständig angeordnet, entsprangen also aus einer Stelle am Stiel. Darüber, einige Millimeter weiter, der nächste Quirl. Weiter oben wuchsen aus dem Quirl weitere kleine, vierkantige Stiele hervor, die auch wieder Blätter ausgebildet hatten und sogar weiße, zarte Blüten zeigten. Ich musste einsehen, dass ich vorher gar nicht richtig hingeschaut hatte. Ich blätterte meinen Block um, zeichnete die Pflanze erneut – und verglich. Ja, jetzt war es besser!

Was will mir diese Pflanze mitteilen? Welche Botschaft hat sie für mich? Ich schaute die Pflanze an, blickte über das weite, hügelige Land vor mir und wieder zurück zur Pflanze. Sie hatte tatsächlich mehrere »Etagen«. Auf jeder Ebene wuchs neues Leben. Plötzlich wurde mir bewusst, dass es mein eigenes Leben darstellte: Eine Weile verharrt man auf einer Etage, dann benötigt es etwas Anstrengung, und man gelangt eine Stufe höher, sei es nun beruflicher Erfolg oder die eigene geistige Weiterentwicklung. Auf der nächsten Etage wachsen weitere Ästchen bzw. Blüten hervor, wenn man sich einbringt. Man »bewirkt« etwas. Und so geht es weiter, bis man zum Schluss ein Feuerwerk an Blüten erzeugt hat. Danke, Labkraut, für diese Hilfestellung! Ich werde mich noch ein bisschen anstrengen im Leben, damit so viele Blüten wie möglich aus meinem Tun erwachsen!

Dass der Wald auch Tröster sein kann, erfuhr ich viele Jahre später, als sich meine geliebte Tochter entschied, für ein Jahr ins Ausland zu gehen. Alles hatte geklappt, inklusive Stipendium. Ich war stolz und froh, dass ihre Träume wahr wurden. Doch wie erging es mir als Mutter, als die Tochter weg war? Keine jugendliche Fröhlichkeit mehr im Haus, keine geregelte Unordnung im Zimmer, natürlich auch kein Gezanke und Diskussionen mehr. Hinzu kam die Sorge, wie es ihr wohl ergehen würde in der Fremde. Von heute auf morgen wurde es richtig leer im Haus.

Mit meiner Trauer ging ich in den Wald, und mir liefen die Tränen die Wangen hinunter. Ich blieb stehen und holte mein Taschentuch hervor. Dann blickte ich mich um, und was sah ich? In der glatten Rinde einer Buche, die direkt neben mir hervorwuchs, entdeckte ich ein Auge mit einer Träne. Nein, es war nicht von Menschenhand eingeritzt. Die Form war natürlich gewachsen. Danke, liebe Buche, dass du Anteil nimmst an meiner Trauer! Unwillkürlich musste ich sie umarmen. Geteiltes Leid ist halbes Leid! Und so bin ich mit einer anderen Einstellung aus dem Wald herausgetreten.

Ob es ein Spiegeln meiner Fragen war, wage ich in diesem Fall zu bezweifeln. Es war ein nächster Schritt in

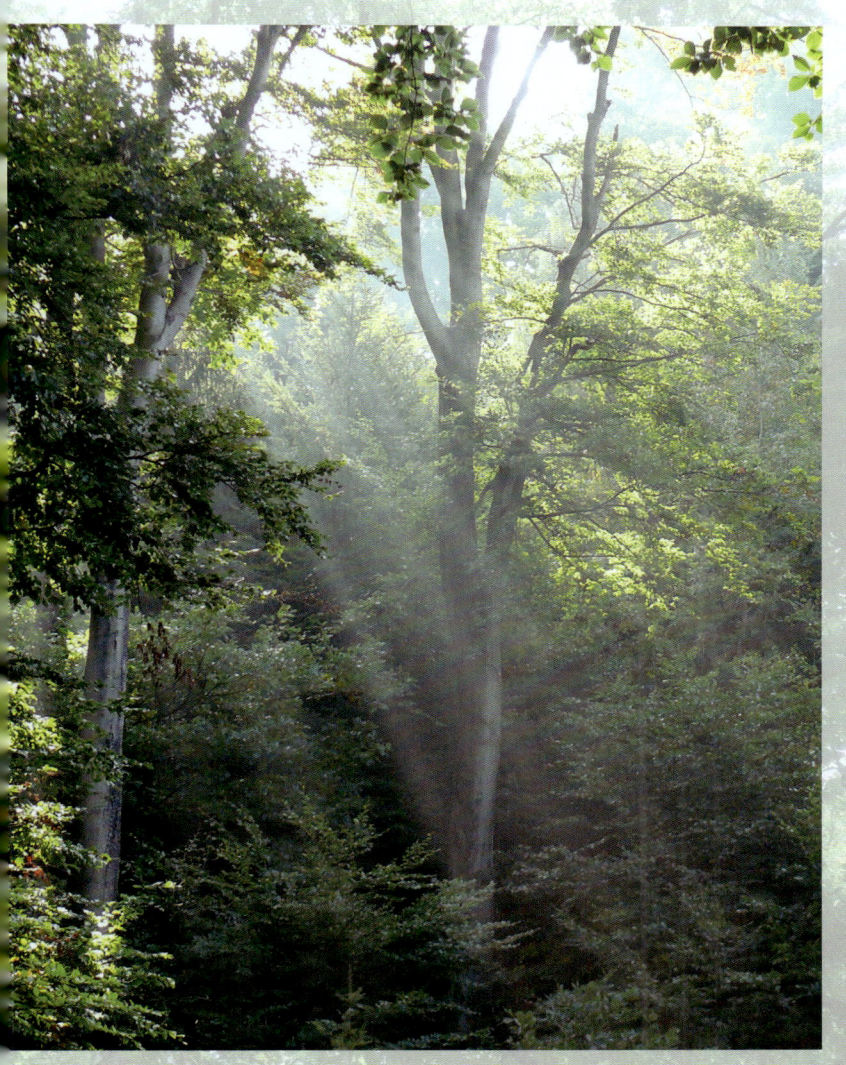

Tauche einfach mal wieder in den Wald ein
und empfange seine heilsame Kraft.

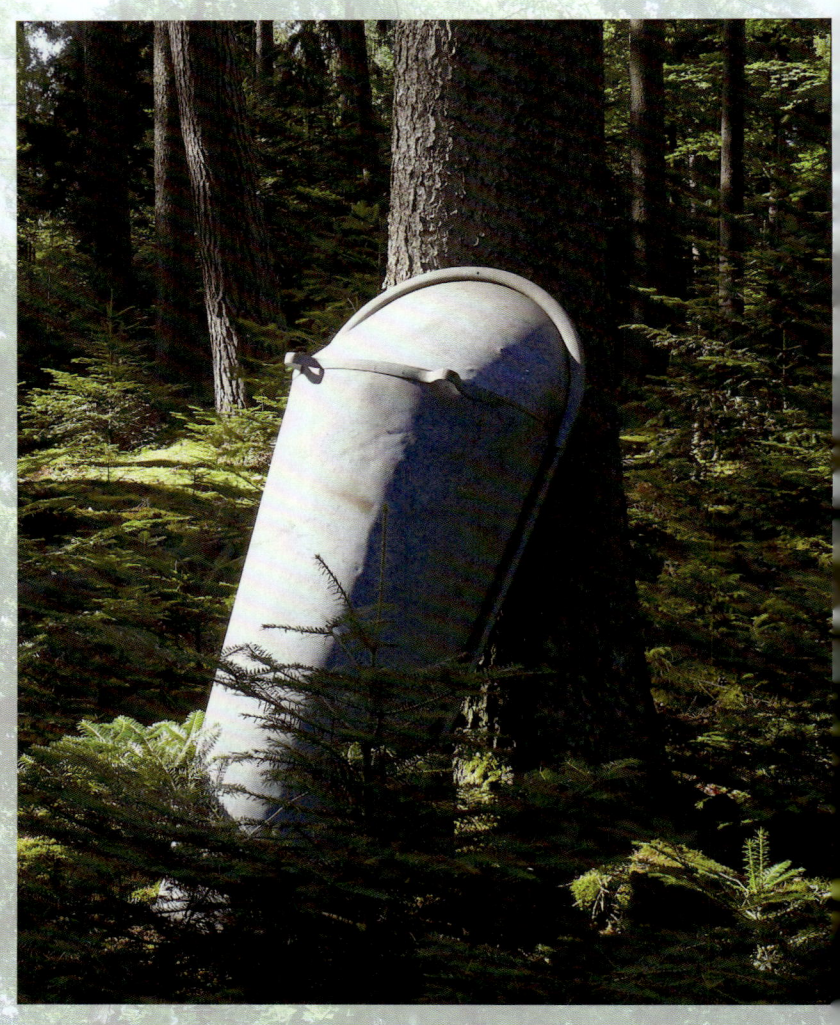

»Baden in der Waldatmosphäre…«
Eine Badewanne brauchst du nicht dazu.

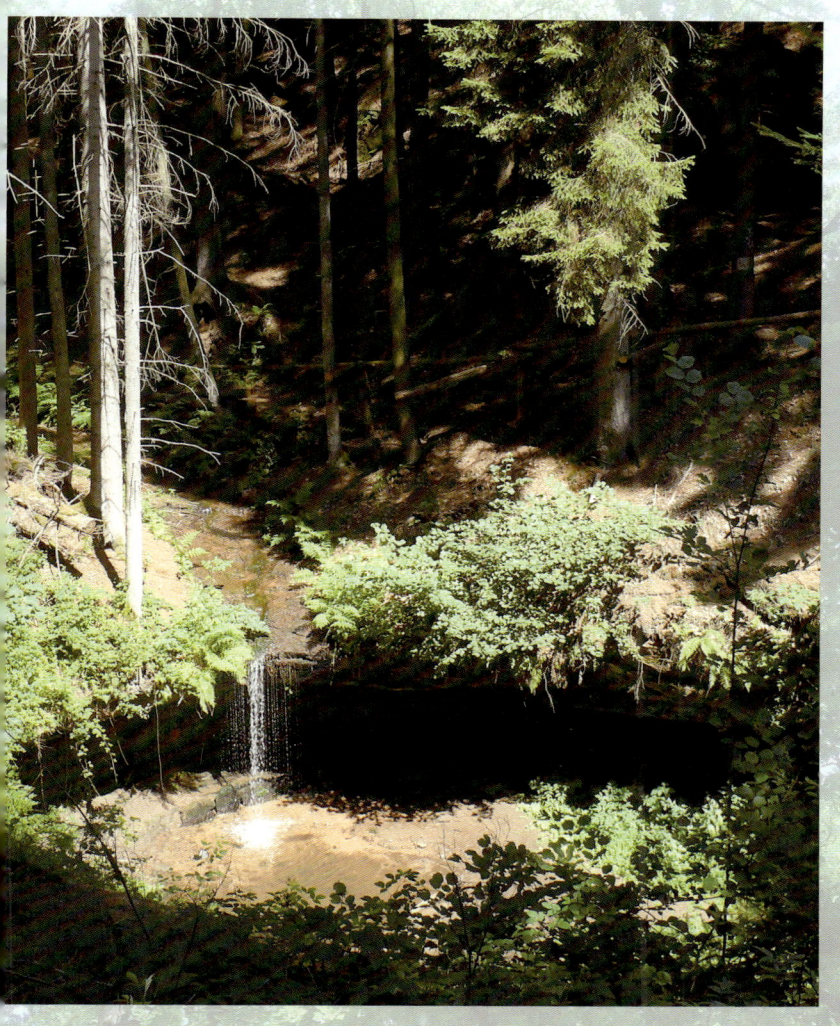

… auch nicht unbedingt eine Walddusche.
Aber auch sie tut unglaublich wohl und erfrischt dich.
Nutze die Chancen, die dir der Wald bietet!

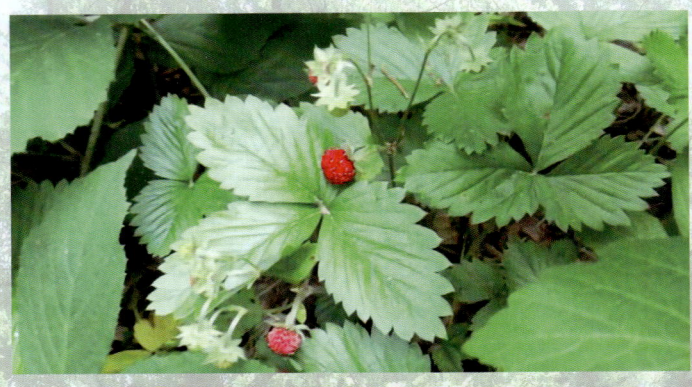

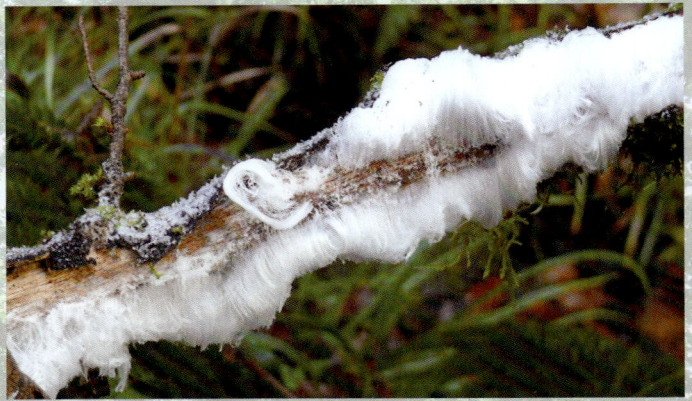

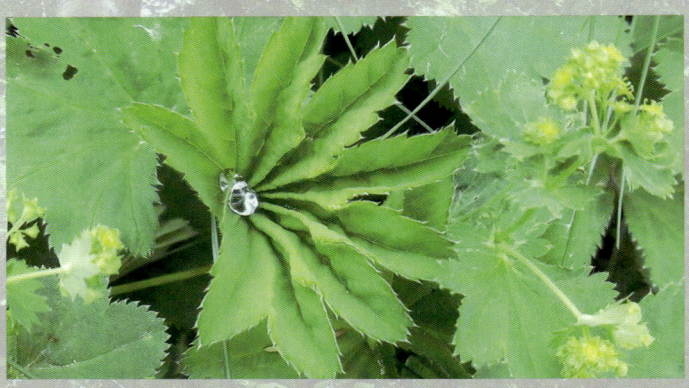

Essbares, Wundersames und Heilsames
am Wegrand. Schau nur hin!

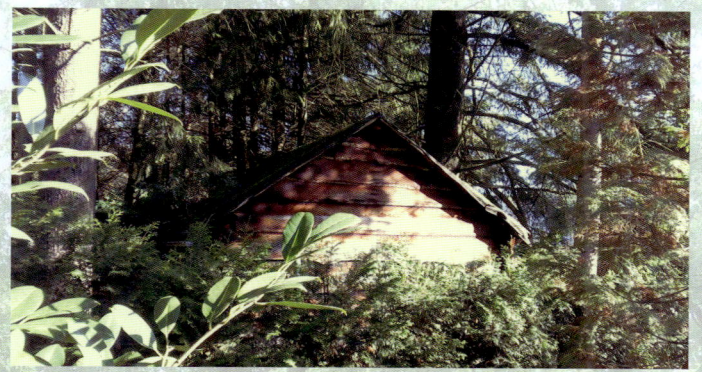

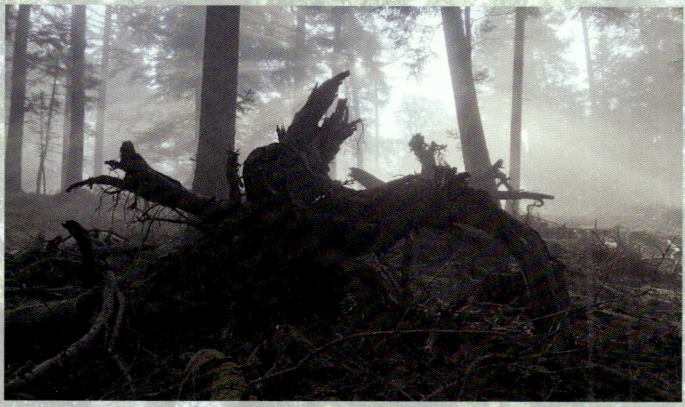

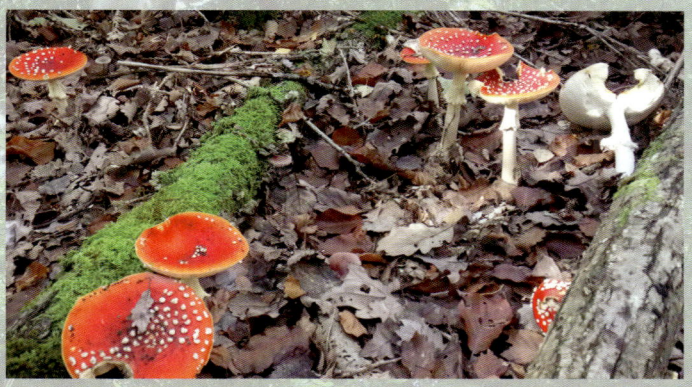

Der Wald beflügelt deine Fantasie.

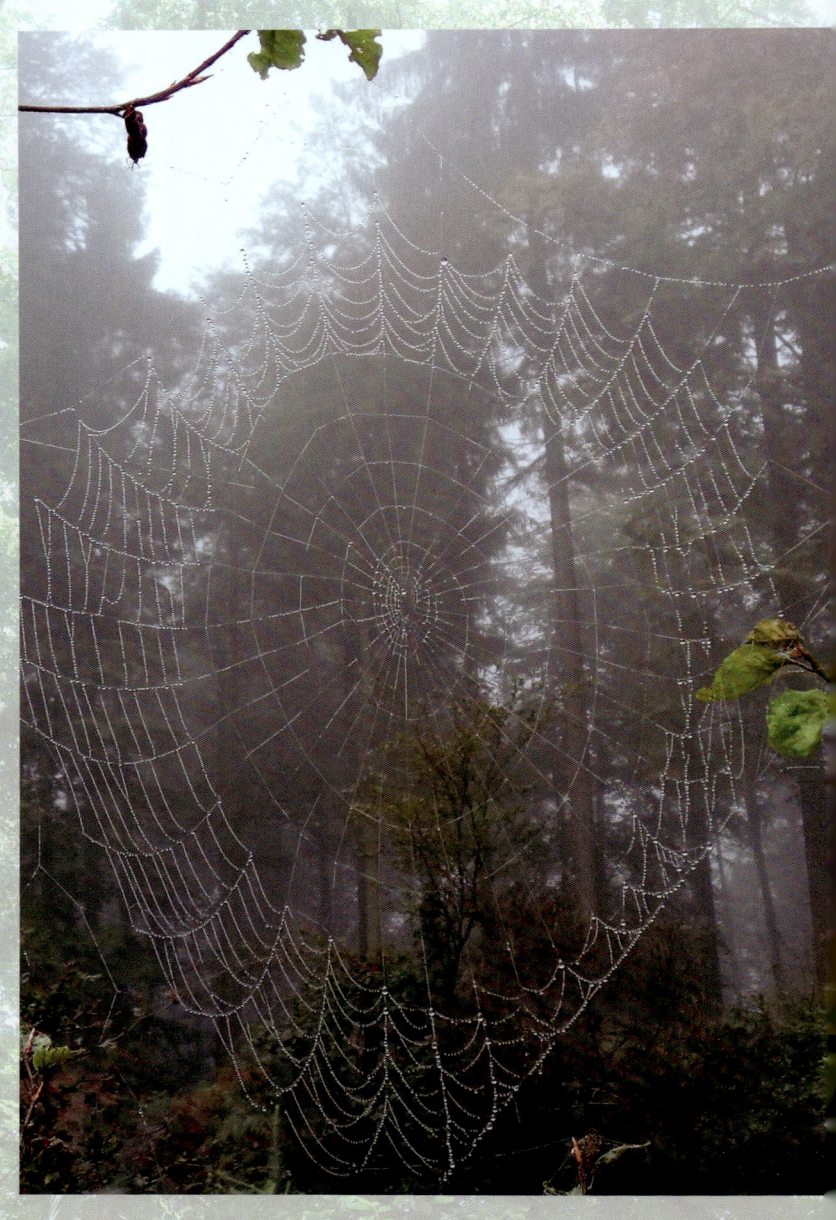

Wunderwerke der Natur! Entdecke mehr davon!
Bist du Ingenieur? Dann mal ran!

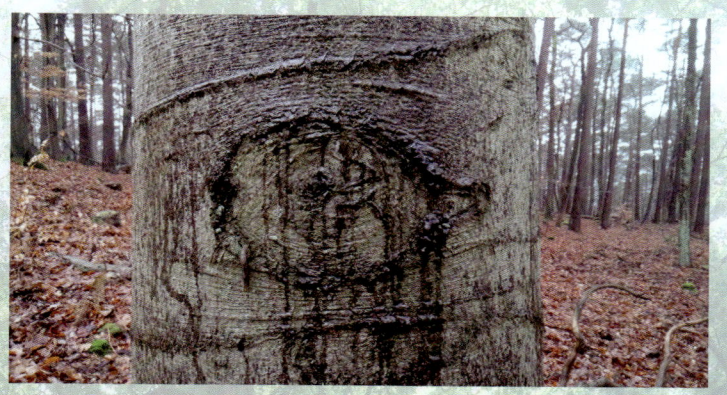

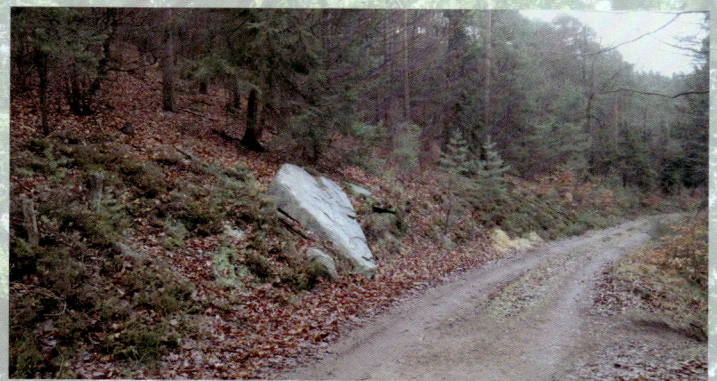

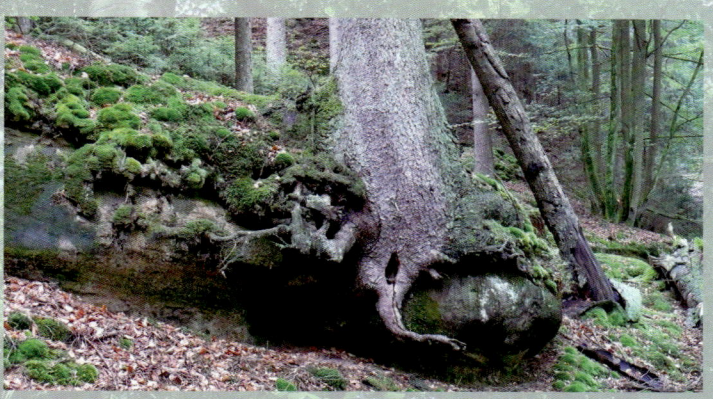

Sei achtsam –
und du erfährst die stillen Botschaften des Waldes.

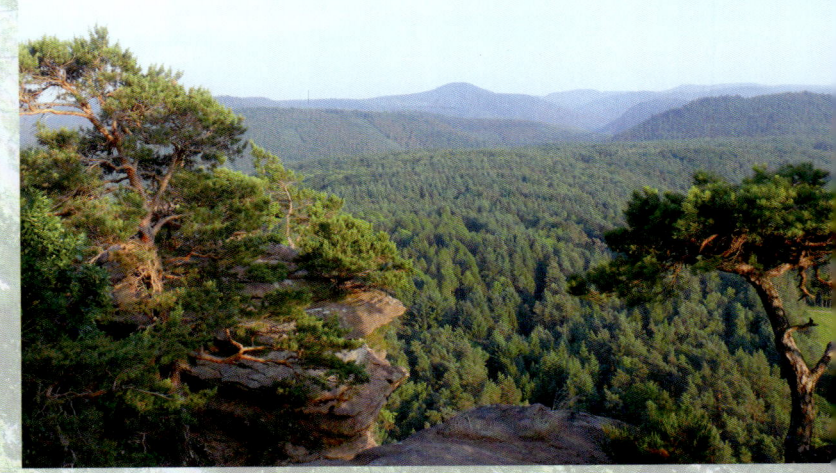

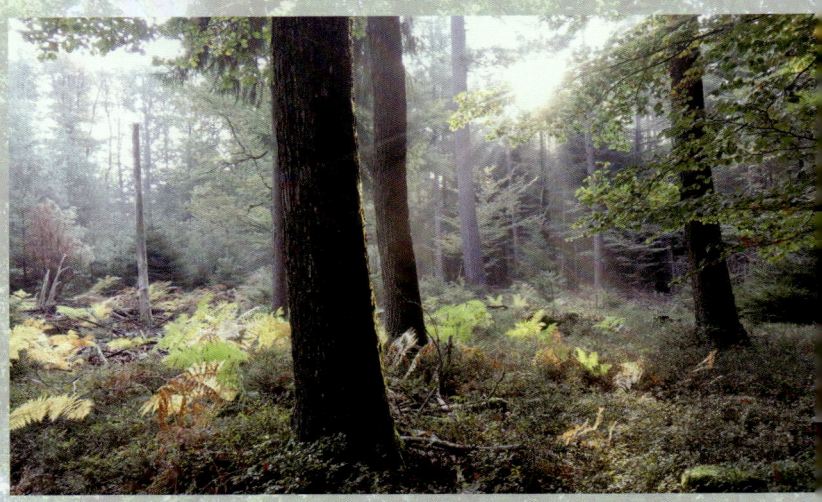

Du brauchst Antworten?
Wähle die entsprechende Perspektive –
und lass dich vom Wald inspirieren.

Sachen Kommunikation mit den Bäumen. Sie hatten mich verstanden, nahmen Anteil an meinem Leben. Der Wald hat mich getragen. Dieses Jahr war dennoch sehr hart für eine Mutter. Aber die Tochter kam mit vielen schönen Erlebnissen zurück. Und darüber bin ich sehr froh! Wenn die Kinder klein sind, gib ihnen Wurzeln. Sind sie groß, gib ihnen Flügel.

Mit Bäumen kommunizieren

Wenn du wirklich mit einem Baum »sprechen« möchtest, so denke dir nicht im Vorhinein schon mögliche Antworten aus! Sei offen für das, was dir der Baum mitteilen möchte.

Such dir einen Baum aus, der dich irgendwie anzieht und der nicht unbedingt an einem Wanderweg wächst. Oder bitte einen Freund, dich zu begleiten, damit er dir den Rücken freihält. Immer wieder können Wanderer oder Radfahrer vorbeikommen, die deine Aufmerksamkeit ablenken und dich aus der Beziehung zum Baum herausreißen.

Begrüße den Baum gedanklich oder mit Worten. Vielleicht nimmst du auch Tuchfühlung mit ihm auf: Du legst die Hand auf seine Rinde, umfasst ihn mit den Armen. Frage ihn, ob er bereit ist, mit dir zu kommunizieren. Erhältst du eine Antwort oder zumindest keine Ablehnung, dann stell dich näher an den Baumstamm. Denke dir, dass aus auf der höchsten Stelle deines Kopfes, dort, wo sich die Fontanelle befindet, eine blaue Schnur wächst. Diese Schnur ziehst du in Gedanken weiter hinauf bis zur Baumkrone. Die Schnur führt in die Baumkrone hinein und wieder durch den Stamm hinunter. Wenn du gedanklich an den Baumwurzeln angelangt bist, so ziehe die imaginäre blaue Schnur wieder hinauf zu dir und zwischen deinen Beinen durch das Wurzelchakra in deinen Körper. Die Schnur wächst weiter durch deinen Körper, die Wirbelsäule entlang bis hinauf zum Kronenchakra, wo du begonnen hast. Gedanklich hast du damit ein Oval gebildet, das dich und den Baum miteinander verbindet. Du hast Verbindung aufgenommen. Nun kannst du dem Baum Fragen stellen, mit ihm »sprechen«.

Hast du genügend Informationen von deinem Baum erhalten, so bedanke dich bei ihm. Schließlich löst du die Verbindung zwischen ihm und dir, indem du mit einer Handbewegung die imaginäre blaue Schnur durchtrennst. Schenke ihm noch einen Stein oder eine Kupfermünze, den/die du an seinen Wurzeln hinterlässt, und bewege deine Erkenntnisse in dir, während du den Heimweg antrittst. Sei nicht enttäuscht, wenn du zu Anfang nichts von ihm empfängst. Übung macht den Meister!

Als ich das erste Mal diese Art der Kommunikation anwandte, fragte ich den Baum nach seinem Namen und woher er kommt. Ich war überwältigt von der Antwort, da ich eigentlich gar keine erwartet hatte. Aber sie kam!

Die Natur ist weder gut noch böse – sie ist einfach

Vor einigen Jahren wurde ich von einigen Menschen sehr enttäuscht. Ent-täuscht, also nicht mehr ge-täuscht. Ich erfuhr sozusagen eine Desillusionierung. Mittlerweile habe ich diese Menschen innerlich gesegnet. Sie haben mich in meiner eigenen Entwicklung wesentlich weiterge-bracht.

Der Wald bzw. die Natur enttäuscht uns nie. Sie IST ein-fach. Sie hintergeht einen nicht. Und sie kann rau sein. Denken wir nur an die zahlreichen Naturkatastrophen wie Vulkanausbrüche, Tsunamis, Überschwemmungen, Feu-ersbrünste. Viele von ihnen sind Reaktionen auf die Ein-griffe des Menschen, etwa durch die Ausbeutung der natür-lichen Ressourcen, das Asphaltieren von Wiesen und Feldern, das Abholzen der Regenwälder, die Umweltver-schmutzung durch Abgase, Abwasser und Müll. Die Liste ließe sich sicher verlängern. Manche Naturereignisse geschehen aber auch ohne unser Zutun. Von zweien möchte ich dir gern berichten.

Überrascht vom Sturm

Die Wettervorhersagen für den Pfälzerwald sind oft schlicht und ergreifend falsch. Da wird Regen angesagt, und wir erleben Sonnenschein und eine tolle Wanderung. Auf den Straßen wird Glatteis angekündigt, das dann nicht ein-tritt – und im Wald wandeln wir wie durch ein glitzerndes

Kristallschloss. Und so hatte ich mich zu einer Wanderung im Wald verleiten lassen, obwohl starker Wind angesagt wurde.

»Das wird schon«, dachte ich mir. Morgens vor der Wanderung schaute ich aus dem Fenster: stahlblauer Himmel, kein Wölkchen zu sehen. Hätte ich schon die Wettererfahrung gehabt wie heute, wäre das, was uns dieser Tag bescherte, nicht passiert! Ich hätte nämlich die Wanderung kurzerhand abgeblasen. Geblasen hat es dann von selbst, bereits nach einer Stunde Wanderung. Wir standen auf einem Felsen und schauten in die Landschaft. Wunderbar eigentlich, wenn nur nicht dieser Wind gewesen wäre! Da flog mir meine Kopfbedeckung weg. Ich sammelte sie ein, und wir stapften weiter den Pfad hinauf bis zu einem breiten Forstweg. Pause. Trinken. »Hier geht es weiter«, ermunterte ich die Teilnehmer und deutete auf den Pfad. Einige waren gerade schon vorangegangen, da hörten wir ein Knacken in der Luft: Eine Windböe hatte den abgestorbenen Baumstamm ergriffen, der direkt neben dem Pfad in die Höhe ragte. Ich sah, wie er umkippte, rief noch: »Vorsicht!« – da fiel er schon mit lautem Krachen zu Boden. Den Bruchteil einer Sekunde hatten die Teilnehmer Gelegenheit gehabt, sich zu retten. Weil sie aber dicht hintereinandergingen, war ein schnelles Ausweichen kaum möglich. »Ist jemand verletzt?«, fragte ich. Den einen hatten die Äste an der Schulter getroffen. Eine andere Teilnehmerin klagte über ihre Ferse. Ein größerer Ast hatte sie beim Herunterfallen gestreift. Wie sich bei näherem Betrachten herausstellte, waren die Blessuren nicht ganz so dramatisch. Heute würde ich direkt mit der Gruppe umdrehen und einen anderen Wandertermin vorschlagen. Damals entschieden wir uns, nachdem wir die Prellungen versorgt und uns über die weitere Vorgehensweise besprochen hatten, den breiteren Forstweg zu nehmen, um zur Einkehrhütte zu gelangen.

In der Tat waren an diesem Tag noch viele andere Wanderer im Wald unterwegs. Während wir uns in der Hütte die Pfälzer Spezialitäten munden ließen, schaute ich immer wieder besorgt aus dem Fenster. Wenn nur kein Baum auf die Hütte fällt! Und der Rückweg? Da müssen wir wohl jetzt noch durch! Auf der Wanderkarte konnte ich einen weiteren breiten Weg ausmachen, der uns zurück zum Ausgangspunkt führte, wo unsere Autos standen. So einen Windsturm hatte ich noch nie erlebt! Immer wieder rauschte es unvermittelt, und die Bäume ächzten und bogen sich gefährlich zur Seite. Auch die Mitwanderer waren einigermaßen angespannt, überspielten dies jedoch durch lustige Geschichten und Witzchen. Ich musste sie immer wieder darauf aufmerksam machen, wirklich »achtsam« zu sein. Auf dem letzten Stück zum Parkplatz hatten wir noch einmal einen schmalen Pfad ins Tal zu nehmen. Ich vergesse nie, wie sich eine niedergewachsene Buche mit ihren ausladenden Ästen durch den Wind in sich selbst drehte, wie sich bei jeder weiteren Windböe die Kiefern fast zum Boden beugten. Wir kamen unversehrt am Parkplatz an. Aber auch noch im Auto war es mir unheimlich. Im Radio hörten wir, dass diese und jene Straße wegen umgefallener Bäume gesperrt sei. Und das Schlimmste: Ich konnte meine Familie zu Hause telefonisch nicht erreichen! Was war da wohl los? Die Stromleitungen waren unterbrochen, aber meine Familie blieb unversehrt. Was für ein Glück! Einen stahlblauen Himmel am Morgen und die Unwetterwarnungen im Radio nehme ich seitdem absolut ernst.

Wenn sich Steine in Bewegung setzen

Die zweite Begegnung mit der Rauheit der Natur erlebte ich in den Bergen. Ich war damals Mutter einer ca. achtjährigen Tochter und selbst ohne Lebenspartner. Aber ich hatte Freunde. Einer davon war passionierter Wald- und Naturgänger. Als er einmal wieder bei mir vorbeischneite, erzählte er mir von der Möglichkeit, in den Alpen nach Smaragden zu schürfen.

Das fand ich spannend! Nach einigen Telefonaten beschlossen wir, uns im Sommer in dem besagten Tal in den Alpen zu treffen. Auf der Alm könne man in der Hütte übernachten, um dann morgens zum Schürfen loszuziehen. Nun wohne ich selbst ja in einer eher lieblichen Gegend mit sanften Bergen und viel Wald. Die höchste Erhebung ragt nur 687 Meter in die Höhe. Die Alpen hingegen empfinde ich im Vergleich dazu gigantisch.

Der Großvenediger, in dessen Umgebung wir uns trafen, ist 3657 Meter hoch. Das sind ein bisschen andere Dimensionen. In der Alpenhütte war es sehr schön und gemütlich. Wir fühlten uns gut aufgehoben. Aber mir wurde bewusst, wie klein und verletzlich wir eigentlich sind. Die Wasserfälle tosten, während wir am Morgen von der Hütte aus schweißgebadet unsere Rucksäcke Meter für

Meter den steinigen Pfad hinauftrugen. Wir hatten alles dabei, zur Not auch zum Übernachten. »Hier wäre doch ein tolles Plätzchen für unser Zelt!«, meinte mein Freund unterwegs. Offensichtlich hatten hier auf dem Felssporn schon andere genächtigt, denn das Gras war heruntergedrückt. »Schauen wir mal!«, sagte ich etwas unsicher und setzte den Weg fort nach oben. Links und rechts des Weges wuchsen Arnika und auch Preiselbeeren. Wir sammelten eine Handvoll der süßsäuerlich schmeckenden Beeren.

Dann ging es weiter, immer den Berg hinauf. Schließlich waren wir oben in der Flussrinne angelangt, wo die Wahrscheinlichkeit groß war, Smaragde zu finden. Nun hieß es: Schaufel und Sieb auspacken, das Sieb im Fluss positionieren und dann los. Wie verdammt kalt war doch dieses Wasser. Kein Wunder, denn die letzten Schneereste bedeckten hier den Geröllboden, und das Schmelzwasser wurde vom Fluss aufgenommen. Mit der Schaufel schoben wir den grobkörnigen Sand und kleineres Gestein auf das Sieb und begannen, sie zu sichten. Das Flusswasser half dabei, die kleinsten Krümel auszuspülen. Immer wieder schaufelten wir neues Gesteinsmaterial auf das Sieb und ließen es, mal durch die Bewegung der Hände, mal einfach nur durch die Kraft des Wassers, aussortieren. Plötzlich – noch heute erinnere ich mich, wie ich die Bewegung aus meinen Augenwinkeln wahrnahm – setzte sich einer der Felsbrocken in der Flussrinne über uns in Bewegung! Er hatte wohl auf der Schneedecke gelegen, die jetzt in der Sommersonne schmolz.

Meine Tochter hatte gerade ihren Spaß beim Schürfen. Da schnappte ich sie unversehens am Arm und zog sie aus der Rinne auf die Seite. Holpernd und stolpernd rollte der

Felsbrocken ins Tal, genau da, wo wir bis vor wenigen Sekunden noch im Fluss nach Edelsteinen geschürft hatten.

Ich verrate dir etwas: Ich habe noch nie die Hosen voll gehabt. Aber bei diesem Erlebnis konnte sich mein Darm nicht länger beherrschen.

Später fanden wir doch noch eine wunderschöne Smaragdstufe. Wir hatten es tatsächlich nochmals gewagt, uns in die Flussrinne zu begeben, und das mit absoluter Aufmerksamkeit und im Vertrauen auf unsere Instinkte. An diesem Tag passierte sonst nichts mehr, außer dass uns die Preiselbeeren, die wir auf dem Rückweg sammelten, wunderbar mundeten. Toll, wenn man einen Freund hat, der auch noch an Butter, Eier und Mehl denkt, um Pfannkuchen zu backen. Geschlafen haben wir wundervoll – in der Wanderhütte. Noch immer bin ich für dieses besondere Erlebnis dankbar. Dankbar, weil ich gemerkt habe, dass ich mich auf mich und meine Instinkte verlassen kann, dankbar, dass es vielleicht in diesem Moment ein paar Schutzengel gab, die uns halfen, dankbar für diese Lebenslektion.

Angst und Furcht

Ich muss zugeben, ich hatte auch schon richtig Angst, und zwar ganz plötzlich in der überfüllten U-Bahn. Wir standen dicht an dicht. Die Luft war zum Schneiden dick, die Türen zu, und der Zug ratterte durch den Tunnel. Da überkam es mich: eine Panikattacke! Damals wusste ich nicht, dass es eine ist. Ich dachte nur, ich müsse auf der Stelle sterben. Aber es war etwas anderes, das ich aufzulösen hatte.

Ich bin das Thema angegangen, und einer der ersten Schritte war, mir den Unterschied zwischen Angst und Furcht klarzumachen.

Furcht und Angst sind zwei Paar Stiefel. Sich vor etwas fürchten bedeutet, einer konkreten, lebensgefährlichen Situation gegenüberzustehen, um diese zu meistern. Angst hingegen ist einfach ein Gefühl, das sich nicht konkret an einer bestimmten Situation festmacht. Diese Emotion wird durch eine bestimmte Situation ausgelöst. Bei der Angst spielen sich innerlich unbewusste Prozesse ab. Ich fühle mich »ohnmächtig«, habe keine Macht über die eigentliche Situation. »Es« überrollt mich. Es kommen Erinnerungen hoch, Ereignisse, die mich schon einmal in Angst oder auch in Furcht versetzt haben. Oder ich habe bereits (Horror-)Filme oder Krimis gesehen, die nun mein eigenes Angstgefühl auslösen.

Menschen, die oft Angst haben, haben vergessen, dass sie jederzeit die Macht besitzen, das eigene Leben zu gestalten, es selbst in die Hand zu nehmen. In der U-Bahn war das in diesem Moment natürlich schwierig umzusetzen. Aber die Türen gingen an der nächsten Station schon wieder auf: Ich hatte gerade den üblichen U-Bahn-Betrieb in einer Großstadt erlebt, der mir mittlerweile fremd ist. Es war mein eigenes Kopfkino, das mich in den Zustand der Angst versetzt hatte. Die »Panik« hatte eine ganz andere, tief verborgene Ursache, die ich dank einer Fachfrau lösen konnte.

Furcht wird durch eine konkrete Situation ausgelöst, die augenblicklich Handlung erfordert. Es geht ums eigene Leben! Hier kommt das Reptiliengehirn ins Spiel. Jetzt gibt es nur noch die Wahl zwischen Flucht, Lähmung oder

Angriff. Rehe zum Beispiel springen vor der Gefahr davon, sie flüchten. Hasen wägen ab, ob sie vielleicht zuerst nur wie gelähmt dasitzen und abwarten, bevor sie wegrennen. Wildschweine können durchaus auch angreifen, wenn sie sich (oder ihre Frischlinge) bedroht oder in die Enge getrieben fühlen.

Egal ob du Angst hast oder in einer »fürchterlichen« Situation steckst. Die Frage lautet: Wie komme ich da wieder raus? Was brauche ich, um wieder handlungsfähig zu sein? Sollte dieses Gefühl in der U-Bahn noch mal in mir hochkommen, wovon ich nicht ausgehe, so weiß ich mittlerweile, dass ich mir gut zureden kann: »In einer halben Minute sind wir schon an der nächsten Station.«

Aber es geht auch noch um etwas anderes. Bei der zuvor beschriebenen Geschichte vom Smaragdschürfen hatte sich im Augenblick der Gefahr das Reptiliengehirn eingeschaltet. Zum Glück funktionierte es! Sofortige Handlung. Erst hinterher schlotterten mir die Beine, entleerte sich der Darm, kam die Angst, und zwar die Todesangst. Was wäre uns passiert, wenn ich nicht reagiert hätte? Wir sind anschließend trotzdem noch einmal in die Rinne gegangen und haben weitergeschürft. Wir haben darauf vertraut, dass das Ereignis sich nicht noch einmal wiederholt. Was es also braucht, um der Angst und der Furcht zu begegnen, ist Urvertrauen. Das haben viele Menschen heutzutage verloren, bzw. es ist verschüttet. Angst kann natürlich auch nützlich sein, um den eigenen »Übermut« etwas auszubremsen. Dafür müssen Gefahren entsprechend eingeschätzt werden. Dazu wiederum braucht es Wissen bzw. Vorkenntnisse und absolute Aufmerksamkeit.

Atemtechnik bei Panikattacken

Hattest du schon mal eine Panikattacke? Dann gebe ich dir folgenden ganz praktischen Tipp: In einer solchen Situation neigt man dazu zu hyperventilieren, also viel zu schnell und zu flach zu atmen. Das führt dazu, dass zu schnell zu viel Sauerstoff in den Körper gelangt, was zum Beispiel zu Krämpfen führen kann (Pfötchenstellung der Finger). Konzentriere dich sofort auf deine Atmung. Atme langsam und tief ein und aus. Mache die Bauchatmung: Beim Einatmen hebt sich der Bauch, beim Ausatmen senkt sich der Bauch. Beim Einatmen denkst du dir »Entspannung«, beim Ausatmen stellst du dir vor, wie du dein Angstgefühl herauslässt, einfach loslässt. Bleibe konzentriert auf deine Atmung, bis du das Empfinden hast, du hast deine Situation wieder im Griff.

Wenn du im Nachhinein an deiner Angst arbeiten möchtest, so stelle dir die Angstsituation wie einen Schwarz-Weiß-Film vor. Die Situation, in der du Angst verspürst, soll auf einem kleinen Bildschirm, so groß wie deine Handfläche, ablaufen. Lass deine Angst sich darin »abspielen«. Angst ist fehlgesteuert. Die eigentlichen Ursachen deines Angstgefühls liegen anderswo. Oft ist es das Gefühl der Überforderung im Alltag. Dann wäre es gut, wenn du die vielen Aufgaben, die du übernommen hast, reduzierst, abgibst oder rationalisierst.

Die Medien spielen heutzutage mit den Gefühlen der Angst. Sie haben erkannt, dass sich Horrorschlagzeilen besser verkaufen lassen als aufbauende, positive Nachrichten.

Durch die Art und Weise der Berichterstattung manipulieren sie die Menschen gleichzeitig – und das auf der ganzen Welt. Du hast immer die Wahl, was du dir »reinziehst«. Übrigens nutzen auch Versicherungen die Angst. Sie erzielen damit Unsummen an Geldern.

Die Ursachen der Angst erkennen

Hier noch eine Übung, um dir der Ursachen deiner Angst bewusst zu werden. Dazu stellst du dir wieder eine Situation vor, in der du Angst hattest. Jetzt frage dich: »Warum hatte ich Angst?« Schreibe die Antworten untereinander auf. Bei jeder Antwort fragst du wieder: »Warum?« Schreibe auch diese Antworten auf, und bearbeite auch diese im nächsten Schritt. Auf diese Weise gelangst du an den Grund, auf den »Boden« deiner Angst. Dann endlich kannst du daran arbeiten.

Urvertrauen besitzt du, wenn du gut verwurzelt bist und mit beiden Beinen fest in der Realität stehst. Du hast Zuversicht, dass alles zum Besten für dich gemacht ist, dass alles gut wird, dass du eingebunden bist in das große Ganze. »Für mich ist gesorgt.« »Mein Schöpfer (Gott) ist für mich da.« Wer glaubt, findet zur Zuversicht. Glaube versetzt Berge. Dank einer guten Verwurzelung im Unten und mit der Verbindung zum Oben gelangst du zum Urvertrauen.

Das Urvertrauen hat, wenn man es weiterführt, mit der Liebe zu tun. Angst ist der Gegenspieler der Liebe. Und Liebe beginnt mit dir selbst. Der wichtigste Mensch in deinem Leben ist nicht dein Kind oder dein Partner. Der wichtigste Mensch in deinem Leben bist DU selbst!

Hast du deine Angst durchschaut, kannst du auch getrost und voll Freude in den Wald gehen. Die Natur IST einfach. Und dein Urvertrauen wird dich bei deinen Naturerlebnissen tragen.

> Überlege dir einmal, wem du alles vertraust. Bei längerem Nachdenken kommst du auf sehr viele Menschen, denen du Vertrauen schenkst. So zum Beispiel auch dem Koch im Restaurant oder den anderen Autofahrern bei der Teilnahme im Straßenverkehr. Du vertraust auf das Können des Automechanikers, der Statiker, die das Haus geplant haben, usw. Dennoch heißt es immer: wachsam bleiben.

Glück und Dankbarkeit

Glück haben, im Glück sein

Lange schon sinniere ich darüber, was »Glück« ist. Mittlerweile bin ich zu folgendem Schluss gekommen: Es besteht ein Unterschied zwischen »Glück HABEN« und »im Glück SEIN«. »Glück zu haben« ist das Ergebnis des Zusammentreffens besonders günstiger Umstände, vielleicht eine Fügung des Schicksals, ein gerade zur rechten Zeit kommender »Zufall«. Beispiele: Ein Sechser im Lotto – Glück gehabt! Eine Parklücke entdeckt – Glück gehabt! Ohne Schaden noch mal davongekommen – Glück gehabt!

Diesem Glück wird man sich wohl erst im Nachhinein bewusst. Wie kannst du aber »im Glück SEIN«?

Auf den Spuren unserer Vorfahren

Im Glück waren wir vor einiger Zeit tief im Pfälzerwald, dort wo sich Fuchs und Hase Gute Nacht sagen. An diesem Tag wollten mein Begleiter und ich eine uns noch unbekannte Gegend erkunden. Das bereitete uns immer besonders viel Freude. Eine gute halbe Stunde waren wir schon unterwegs, als wir in ein stilles Tal gelangten. Wohl ließen die Wegezeichen erkennen, dass hier der Pfälzer Waldpfad und eine Mountainbike-Strecke hindurchführten. Aber unter der Woche war hier keine Menschenseele weit und breit zu sehen. Wunderbar! Während wir auf der Talsohle langsam aufwärtswanderten, regte uns diese recht einsame Gegend an, uns über das frühere Leben im Wald zu unterhalten. Es mag wohl hart gewesen sein und entbehrungsreich, aber immer mit einem guten Kontakt zur Natur. Waldberufe wie Pottaschsieder, Zapfenpflücker, Beerensammler, Flößer, Holzschuhmacher, Harzbrenner, Besenbinder, Bordschnitter, Schindelmacher und Köhler gibt es heutzutage so gut wie nicht mehr. Immerhin werden im Pfälzerwald noch heute Kohlenmeilerfeste abgehalten, um die alte Tradition wachzuhalten.

Da kamen wir an einer Stelle im Wald vorbei, an der offensichtlich einst ein Gebäude am Wegrand stand. Die verfallenen, von Farn und Gras überwucherten Mauern ließen die Fundamentreste mit mehreren Luken erkennen. Wir schauten genauer, blickten in die Räume hinein. Sie waren nieder. Auch die Decke sah nicht aus wie die eines Wohnhauses, sondern hatte eine Öffnung in der Mitte. Plötzlich fiel es mir wieder ein: Ein Freund, der in dieser Gegend wohnt, hatte mir vor einiger Zeit von den alten Kohlenbrenneröfen erzählt. Ja, das war die fortschrittliche Variante des Kohlenmeilers. Wir hatten sie gerade entdeckt! Hier hatten also unsere Vorfahren auf damals schon sehr fortschrittliche Art und Weise Holzkohle hergestellt.

Ich fühle mich immer im Glück, wenn ich auf alten Spuren wandeln und etwas entdecken kann: zum Beispiel alte Burgen erkunden, in einer Höhle alte Steineinmeißelungen aufspüren, bei einer Ausgrabung eine römische Münze finden. All diese Erlebnisse erinnern mich an unsere Wurzeln.

> Vielleicht hast du schon die Pyramiden besichtigt oder warst auf dem Machu Picchu. Was gibt dir das? Was sind deine Beweggründe, diese Orte aufzusuchen?

Eingebunden sein

Weiter ging es nun am Bach entlang, der sich durch das von hohen Buchen und Fichten bewachsene Tal schlängelte. Kaum hatten wir wieder zu unserem normalen Wandertempo gefunden, blieb mein Begleiter unvermittelt stehen und deutete nach vorn. »Guck mal, da vorn liegt ein Tier!« Zuerst dachte ich, es sei eine Hauskatze, die sich in den Wald verirrt hatte, aber bei näherem Hinsehen war es ein

Tier, das man für gewöhnlich äußerst selten zu Gesicht bekommt: ein Dachs! Mit seinem schwarz-weiß gezeichneten Fell lag er genüsslich zusammengerollt in der Sonne und schlief. Leise schlichen wir vorbei, um ihn nicht zu stören. Er blinzelte nur kurz, als würde er im Tiefschlaf prüfen, ob alles in Ordnung sei, und ließ uns dann weiterziehen. Er hatte uns nicht als Eindringling wahrgenommen. »Ach, die«, mag er vielleicht gedacht haben, »die gehören dazu.«

Glücklich an der Quelle

Ein drittes Glückserlebnis ließ nicht lange auf sich warten. Der Bach, der uns die ganze Zeit schon begleitete, gluckerte munter vor sich hin und ließ die Sonnenstrahlen, die auf die Wasseroberfläche trafen, aufblitzen. Wasser, egal ob Süßwassersee, das Meer, ein Fluss oder Bach, macht irgendwie froh und bringt die Emotionen in Bewegung. Der Pfälzerwald ist im Vergleich zu anderen Regionen recht wasserarm, zumindest was das Oberflächenwasser betrifft. Dies hängt mit der Durchlässigkeit des Sandbodens zusammen. Wie erfreut waren wir, dass nun unser Weg ein weiteres Bächlein querte! Vom steilen Hang kam es herabgeflossen, über Stock und Stein, leise plätschernd.

»Komm, wir schauen mal nach, wo es entspringt!« Ein bisschen kraxeln mussten wir schon, mal einen tief gewachsenen Ast zur Seite biegen, mal über einen quer liegenden Baumstamm klettern. Wie war das schön, an die Quelle zu gelangen! Unterhalb eines großen, mit Moos bewachsenen Felsens sprudelte das frische Nass hervor. Wir hatten eine natürliche Quelle entdeckt! Mit der hohlen Hand schöpfte ich das Wasser. Es schmeckte köstlich. Gereiftes Wasser, natürlich mit Mineralstoffen angereichert, so wie wir es brauchen. Ich war glücklich und dankbar zugleich. Auf dem Weg nach Hause sprachen wir über unsere Erlebnisse. Wir stellten fest, dass man nicht viel braucht, um »im Glück« zu sein.

Wie du bewusst »im Glück sein« kannst

Da mich das »Glück« schon länger beschäftigt, nahm ich dieses Thema zum Anlass, einer Gruppe Erwachsener bei einer Exkursion in den Wald die Frage zu stellen: »Welche Glücksmomente habt ihr schon erlebt?« Ihre Kinder und Enkelkinder verweilten unterdessen auf dem Lernbauernhof in der Nähe und waren längst im Glück. Es kamen Antworten wie: die Geburt meines Kindes, unsere Hochzeit, sogar das Autoputzen, wenn hinterher alles schön glänzt und ordentlich ist, eine bestandene Prüfung, das Wiedersehen mit einer bestimmten Person … Anschließend suchten wir das Gemeinsame der glücklichen Erfahrungen: Bei allen Glücksmomenten waren die Menschen in Hochstimmung und waren ganz im Hier und Jetzt. Keine Gedanken an den Alltag, an Sorgen, kein Handy, keine Nachrichten – nur der Moment zählte. Sie waren in Harmonie mit sich und ihrer Umwelt. Man könnte auch sagen: Sie waren »im Flow«. Genau das ist es, wie du »im Glück sein« kannst!

»Im Glück sein« bedeutet »im Flow« zu sein.

Glücksmomente wahrnehmen

Ich schlug der Gruppe vor, das »Hier und Jetzt« einmal auszuprobieren, und ermunterte jeden, einen Ort im Wald zu
suchen, um dort nur fünf Minuten in Stille zu verweilen.
Einer setzte sich an den Bach, andere lehnten sich an einen
Baum, der Nächste nahm auf einem Baumstumpf oder
einem Felsen Platz. Die Minuten vergingen, und bald konnte
ich das Zeichen zur erneuten Zusammenkunft geben. »Wie
war es?«, fragte ich in die Gruppe. »Was habt ihr empfunden,
gesehen, gerochen, gespürt? Fandet ihr die Zeit zu lang?«

»Ja«, antwortete ein älterer Mann, »es ist ungewohnt,
fünf Minuten lang nichts zu tun. Die Zeit scheint auch
stillzustehen. Aber es war schön, den Wind in den Baum-
wipfeln rauschen zu hören.« Auch andere berichteten
von ihren Erlebnissen. Manche hatten ihren Herzschlag
gespürt, andere ihren Atem. Sie sind in dieser kurzen Zeit
einmal im wahrsten Sinne »zu sich« gekommen. Wieder
andere erinnerten sich an einen schönen Wanderurlaub,
bei dem es im Wald ähnlich duftete wie hier. Eine Teilnehmerin hatte Heidelbeersträucher entdeckt, und die Erinnerungen an ihre Kindheit wurden wach, als sie mit der
Großmutter in die Heidelbeeren gegangen war. Ein junger
Mann, der sich an den Bach gesetzt hatte, war ganz beseelt
von dem Gluckern des Wassers und den wärmenden Sonnenstrahlen auf der Haut. Er sitzt sonst tagsüber im künstlichen Licht, vom Rauschen der Rechner umgeben. Alle
Teilnehmer waren sich einig: Diese fünf Minuten des
SEINS waren kleine Glücksmomente, brachten etwas in
ihnen in Bewegung.

Das SEIN ist also ein Weg, um Glücksmomente wahrzunehmen, und seien es anfangs nur ganz kleine Begebenheiten. In unserer Gesellschaft führen immer weniger Menschen ein wirklich glückliches Leben. Viele sind unzufrieden,
obwohl sie materiell alles haben, was man sich nur wünschen kann. Für sie ist das Glas immer halb leer statt halb
voll. Mit dieser negativen Sicht zieht man das Negative sogar
an.

Erfreue dich an kleinen Glücksmomenten. Reflektiere vor
dem Zubettgehen die schönen Momente des Tages, und
schreibe sie auf, und sei es einfach nur das Lächeln des Ki-
oskbesitzers, das er dir beim Zeitschriftenkauf geschenkt
hat. So kommst du ganz allmählich in eine andere Schwingung und ziehst weitere Glücksmomente in dein Leben.

Hans im Glück

Kennst du noch das Märchen »Hans im Glück« der Brüder
Grimm? Hans wird von anderen belächelt, weil er nach
und nach sein Hab und Gut durch vermeintlich »schlech-
ten« Handel tauscht, bis er schließlich gar nichts mehr
besitzt. Er tauscht den Goldklumpen gegen ein Pferd, das
Pferd gegen eine Kuh, die Kuh gegen ein Schwein, das
Schwein gegen eine Gans, die Gans gegen einen Schleif-
stein und einen gewöhnlichen Feldstein, die ihm auch
noch in den Brunnen fallen. Doch Hans im Glück ist bei
jedem Handel glücklich, denn er sieht immer die positiven
Seiten, sogar als er gar nichts mehr besitzt. »Herz, was

verlangst du mehr«, ruft er. »Ich muss in einer Glückshaut geboren sein!«

Seine unumstößliche Überzeugung, dass ihm jetzt gerade das Richtige (für sein Leben, seine Weiterentwicklung) geschieht, seine positive Lebenseinstellung, sein Urvertrauen lassen ihn glücklich sein – und bleiben. Er definierte »Glück« anders, denn alles, was er zur rechten Zeit gerade besaß, erfüllte seinen Zweck. Zum Schluss fühlte er sich wie befreit von dem ganzen Ballast. Bestimmt hat er, wenn man die Geschichte weiterschreibt, wieder Glück.

Dankbarkeit

Hans im Glück kannte ein großes Geheimnis: die Dankbarkeit. Egal, was ihm geschah, er war dankbar dafür. Das machte ihn innerlich zufrieden und verstärkte sein Glücksgefühl. Dankbarkeit ist der Schlüssel zu Zufriedenheit und Gelassenheit.

Die folgenden Sätze verdeutlichen es vielleicht:

»Ich bin dankbar für die Parklücke in der hintersten Ecke des Parkplatzes, weil das bedeutet, ich kann mir ein Auto leisten.«

»Ich bin dankbar für den Bügelberg, weil das bedeutet, dass ich genug Kleidung habe.«

»Ich bin dankbar für den Garten, der gepflegt werden muss, weil das bedeutet, wir können unser eigenes Essen anbauen.«

Glück ist also auch eine Frage der inneren Haltung.

Du kannst auch rückblickend für etwas dankbar sein:

»Ich bin dankbar für den Chef, der mich gemobbt hat, weil das bedeutet, ich habe mich bewegen müssen, um eine andere Arbeitsstelle zu finden.«

So belastest du deine Zukunft nicht mit Gedanken voller Groll oder sogar Rachegefühlen.

Kaum ein Mensch ist nur gut oder nur böse. Hast du jemanden ins Visier genommen, der dich verletzt oder verärgert hat, so segne ihn. Er ist in seiner Rolle gefangen und hat seine eigene Vorgeschichte und Prägung. Finde mindestens zehn Gründe, wofür du ihm dankbar bist. Auf diese Weise nimmst du dir die Frustration – und ihm die Kraft und Macht über dich. Durch Dankbarkeit gelangst du selbst zu einem emotionalen Ausstieg aus diesem Spiel der gegenseitigen Verletzung.

Neulich hörte ich den Spruch: »Nimm die Menschen so, wie sie sind. Es gibt keine anderen.« Eine gesunde Grenze zu ziehen, halte ich allerdings für wichtig, zumindest, solange wir nicht dieselbe »Sprache« sprechen. Bis hierhin und nicht weiter!

Vielleicht gelangen wir auch irgendwann zu der Erkenntnis, wie gut uns allen Dankbarkeit tun würde. Das wäre meines Erachtens ein erstrebenswertes Ziel.

Den Aufzeichnungen über deine Glücksmomente kannst du am Abend auch Notizen über die Dankbarkeit hinzufügen: »Ich bin heute dankbar für …« So kannst du erfüllt und wunderbar einschlafen.

Der Pilzblick

Was ist eigentlich Realität – und was ist Wahrheit? Zu so grundlegenden Überlegungen komme ich meistens im Wald. Denn der Wald inspiriert mich einfach, stößt mich zum Nachdenken an.

Wenn ich mit meinem gleichgesinnten Freund durch den Wald gehe, tauschen wir uns über Phänomene der Wahrnehmung besonders intensiv aus. Im Herbst zum Beispiel entdeckt er immer schneller die Pilze im Wald als ich. Das fuchst mich, denn eigentlich kenne ich auch so einige essbare Pilze. »Da, schau mal. Ein Pfifferling!« Erfreut holt er dann sein Taschenmesser hervor und legt den Pilz in den mitgenommenen Korb. »Wie hast du den jetzt gesehen?«, frage ich erstaunt. »Ich habe eben den Pilzblick!«, lacht er, und schon sammelt er den nächsten Pfifferling ein, der halb verdeckt unter dem Laub gleich nebenan hervorlugte.

Mit den Pfifferlingen fängt die Pilzsuche meistens an. Dank ihrer leuchtend gelben Farbe sind sie besonders einfach auf dem Waldboden zu erkennen. Aber wenn zum Beispiel eine Birke in der Nähe steht und sie ihre etwas kleineren, im Herbst hellgelb gefärbten Blätter bereits abgeworfen hat, wird es schon etwas kniffliger, einen Pfifferling zu entdecken.

Wenn du schon weißt, was du suchst, ist das Pilzesuchen wesentlich einfacher. Du hast ein Bild im Kopf, wie dieser Pilz aussieht. Unser Gehirn scheint diese Form mit den Formen im Umfeld abzugleichen. Aber natürlich ist es auch etwas Übungssache.

Nach und nach entdecke also auch ich die etwas orangefarbenen Fichtenreizker, größere braunkappige Kiefernsteinpilze und sogar Maronen mit ihren auf dem Waldboden kaum erkennbaren dunkelbraunen Hüten. Besonders freuen wir uns über den Fund der Krausen Glucke. Sie ähnelt einem Badeschwamm, und ihr Geschmack ist sehr pikant.

Etwas scheint also erst für uns »real« zu werden, wenn wir es in unser Leben ziehen:

a) Pfifferlinge »stechen uns ins Auge«: Wir erkennen sie, weil wir bereits Erfahrungen mit ihnen gemacht haben, Bilder abgespeichert haben. Ihre Form und Farbe sind uns bekannt.

b) Unsere Realität erweitern wir, wenn wir uns auf das Finden konzentrieren.

c) Geöffnete Wahrnehmungspforten lassen uns schließlich noch mehr und auch unbekannte Pilze entdecken.

Um dieses Phänomen zu verdeutlichen, hier zwei Begebenheiten aus der Stadt:

Hast du dir ein Bein gebrochen und musst vorübergehend an Krücken gehen, erkennst du womöglich viel mehr Menschen, die ebenfalls Krücken benutzen. Bist du – im Falle von Frauen – gerade schwanger, siehst du plötzlich viel mehr Schwangere in der Fußgängerzone. Das ist eben deine Realität. Du nimmst das auf, womit du dich gerade auseinandersetzt.

Die eigene Realität erweitern – ein fortdauernder Lernprozess

Gern zeige ich meinen Gruppen Besonderheiten am Wegrand. Die ersten gelben Tupfer im frühlingshaften Wald stammen vom Huflattich, einer Heilpflanze, die für die Herstellung von Hustensaft verwendet wird. Manche meinen, es sei der Löwenzahn, denn dessen gelbe Blütenrosette mutet auf den ersten Blick ähnlich an. Man hatte also bereits eine Vorstellung davon – aber es passte dann doch nicht ganz. Auch Farne sind sehr interessante und vielfältige Anschauungsobjekte. Wenn ich die Teilnehmer frage, was das wohl für eine Pflanze sei, so kommt meist die Antwort: »Farn«. Das ist schon richtig. Aber man unterscheidet zwischen Waldfrauenfarn, Buchen- und Eichenfarn, Tüpfelfarn und Adlerfarn, um nur einige zu nennen. Durch die weitergehenden Erklärungen zu den Unterschieden und Merkmalen wird es ihnen »real«. Sie haben ihre Realität erweitert – und damit ihren Horizont.

Bei Begegnungen mit Menschen stelle ich immer wieder fest, dass Weitgereiste einen völlig anderen Horizont haben, weltoffener sind als Menschen, die sich wenig vom Fleck bewegen. Deshalb begrüße ich sehr, wenn unsere Jugend nach Abschluss ihrer Schulausbildung, mit Rucksack und Schlafsack ausgestattet, die Welt bereist. Es stellt nicht nur eine Art Reifeprüfung dar und stillt die erste Sehnsucht nach dem Auffinden des eigenen Weges. Wer auf Reisen geht, lernt die wunderbare Erde mit ihren vielfältigen Facetten schätzen und bekommt ein besseres Verständnis für andere Kulturen. Jugendliche, so möchte ich behaupten, die gereist sind, werden in den seltensten Fällen zu Neonazis.

Die Wahrheit liegt im Verborgenen

Jeder schafft sich seine eigene Realität. Und deine Realität ist nicht meine Realität, ist nicht die Realität eines Dritten. Wir sehen nicht aus denselben Augen, wir riechen nicht mit derselben Nase … Wir können zwar sagen: »Das ist grün.« Aber wissen wir, ob der andere diese Farbe genauso sieht? Nein.

Wie kommen wir dann dazu, zu behaupten, dass etwas als »wahr« gilt?

»Wahrheit« wird unter anderem als »Übereinstimmung« bezeichnet. Die echte Wahrheit, so möchte ich behaupten, kennt bisher keiner von uns Menschen. Wie auch? Solange wir als einzelne Individuen wahrnehmen, werden wir die Wahrheit nicht erkennen. Aber das ist ein sehr philosophisches und tiefgründiges Thema, über das noch viel sinniert werden muss und kann.

Auch Nachrichten, Berichte und Erzählungen sind immer subjektiv, niemals objektiv. Nachrichten sind Informationen, die nach-gerichtet sind. Es sind Feststellungen, die von jemandem aufgenommen, in seinem Gehirn verarbeitet und wieder »ausgespuckt« wurden. Sie können daher niemals einer neutralen »Wahrheit« entsprechen, auch wenn der Berichterstatter noch so neutral sein will.

Ein neues Zeitalter bricht an

Was ich in der letzten Zeit bemerke, ist, und da stimmen viele andere, mit denen ich mich ausgetauscht habe, überein: Wir treten offensichtlich gerade in ein neues Zeitalter ein. Es ist ein Zeitalter, in dem wir zu einem erweiterten Bewusstsein gelangen. Solange alles glattläuft auf der Welt, ändert sich wenig. Der Mensch ist ein Gewohnheitstier. Aber es läuft nicht alles glatt, wie wir wissen. Daher werden wir in der nächsten Zeit eine große Entwicklung durchmachen. Vielleicht kommt irgendwann die echte Wahrheit zutage, eine Wahrheit, die einfach IST, die nicht manipulierbar ist, die alle gleichermaßen verstehen und in sich tragen. Im Buch einer Indianerin las ich einmal, dass wir über 3000 Wahrnehmungspforten besitzen. Wie viele nutzen wir derzeit? Die Schöpfung hat es wohl so eingerichtet, dass wir unsere Wahrnehmungspforten nur nach und nach öffnen können. Vielleicht wird uns irgendwann doch die Wahrheit offenbart.

Wie man in den Wald hineinruft ...

Jodeln

Was erlebt man nicht alles bei der Begegnung mit Menschen! Einmal rief mich jemand an und unterbreitete mir einen verrückten Vorschlag. Er sei der Schwaben-Jodler, so stellte er sich vor, und erklärte, er würde gern das Jodeln in die Pfalz bringen. Nachdem er mir kurzerhand etwas am

Hörer vorgejodelt hatte und ich laut lachen musste, fand ich die Idee wirklich spannend und willigte ein. Bei einer der nächsten Wanderungen war er also mit dabei. Ich hatte ihn als »Special Guest« angekündigt – und das war er in der Tat!

An diesem Tag hatte es noch bis in der Früh ausgiebig geregnet, sodass ich schon fürchtete, die Veranstaltung fiele aus. Aber zu Beginn unserer Wanderung klärte sich der Himmel. Kurz vor dem Start traf ich mich mit dem Schwaben-Jodler an der vereinbarten Wanderhütte. Wir deponierten seine Ziehharmonika und die Jodelnoten und holten dann die Wandersleute ab. Bei unserer mittäglichen Einkehr in der Wanderhütte jodelten wir unter seiner Anleitung nach Leibeskräften. Loriot hätte seine Freude an uns gehabt: Hollereidülliö! Wir lagen fast am Boden vor Lachen. Unser Profijodler gab sich große Mühe und erklärte uns geduldig, wie man die Zunge im Gaumen formt, damit die entsprechenden Laute entstehen. Jodeln ist noch nicht bei uns angekommen. Schade eigentlich.

Absolut eindrucksvoll war nämlich sein Jodelgesang in der Natur. Gänsehaut pur! Wir standen auf einer Anhöhe inmitten des Waldes, vor uns eine Waldwiese. Der Wald war noch regenbedeckt, aber die Sonne schob sich schon durch die Wolken. Da ließ der Schwaben-Jodler die ersten Jodler über die Baumwipfel ziehen. Es war kein schnelles Hollereidülliö, sondern wunderbare, ergreifende Laute erklangen, lang gezogene Töne mit feinen Nuancen, mal höher, mal tiefer. Und der Wald? Der Wald antwortete mit einem feinen Echo! Ich glaube, jeder von uns hat damals ein wohliges Schauern verspürt. Mehrere

Sequenzen jodelte der Schwaben-Jodler, immer wieder unterbrochen von einer kurzen Pause, bei der wir den Wald zurückrufen hörten. Vielleicht lag es an der Stille ringsherum, vielleicht verstärkten auch die nassen Blätter das Echo. Einen ganz besonderen Ohrenschmaus, ein ganz besonderes Sinneserlebnis, durften wir an diesem Tag mit nach Hause nehmen.

Dein Gegenüber ist dein Echo

Alte Sprichwörter haben doch ihre tiefere Bedeutung: »Wie man in den Wald hineinruft, so schallt es heraus.« Heute spricht man eher vom »Gesetz der Resonanz« oder auch vom »Gesetz der Anziehung«.

Nach dem Gesetz der Resonanz ziehst du das an, mit dem du in Schwingung stehst. Das passt zu einer Situation im Alltagsleben: Ich war auf dem Weg zum Gemüseladen und wollte die Straße überqueren. Mitten auf der Straße stand ein Auto. Der Fahrer beschimpfte durch das offene Fenster einen Fußgänger aufs Äußerste, weil er offensichtlich seinetwegen abbremsen musste. Es entstand ein regelrechter Streit, wer nun wem den Vorrang genommen habe. Wie traurig! Auch als ich zurückkam, disputierten die beiden immer noch am Straßenrand. Sie hätten es auch anders lösen können – mit gegenseitigem Verständnis. So schaukelte sich ein kleines Fehlverhalten hoch und verdarb ihnen wahrscheinlich den ganzen restlichen Tag. Dabei hätte ein verständnisvolles Lächeln, eine kleine entschuldigende Handbewegung schon ausgereicht.

Schwingst du dich positiv ein, wird dir das Negative keinen Schaden anhaben können. Dann bleibst du entspannt, während ein anderer sich aufregt. Lächle ihn an, wechsle das Thema, mach ein Witzchen. Steht er dir nahe, so sag ihm: »Du kannst schreien, wie du willst. Ich hab dich trotzdem lieb.« So nimmst du ihm den Wind aus den Segeln. Und später könnt ihr das Thema dann mit Ruhe klären. Steigst du jedoch in die Aggression mit ein, wird sich die Situation hochschaukeln. Dein Gegenüber ist dein Echo.

»Wie du in den Wald hineinrufst, so schallt es heraus.« Danke, Schwaben-Jodler, für diese wundervolle Erkenntnis!

Vom Überleben

Sind wir zivilisationsverwöhnte Menschen der westlichen Welt überhaupt noch in der Lage, in der wilden Natur zu bestehen? Survivaltrainings im Wald sind in mehrfacher Hinsicht heilsam. Entweder findest du Gefallen daran, dich darin zu üben, in engem Kontakt zur Natur dein Leben zu meistern, bindest dich ein in die natürlichen Gegebenheiten – oder du sagst: Nie wieder!

Es gibt immer mehr Menschen, die an Survivaltrainings teilnehmen. Nicht, dass sie sich auf den Notfall vorbereiten. Sie wollen vielmehr die handwerklichen Fertigkeiten ihrer Vorfahren wieder erlernen. Viele haben außerdem das Bedürfnis, sich einmal wieder zu spüren, Herausforderungen anzunehmen, ein bisschen Abenteuer zu erleben und mehr Selbstvertrauen zu gewinnen.

Der Mensch benötigt zum Überleben nur vier Dinge:
Essen, Trinken, Wärme, Schutz.

Der Bau einer Laubhütte und ihre Folgen

Bei einem »Survival-Tag«, den ich für Kinder und deren Väter veranstaltete, hatten wir das Thema »Schutz« auf dem Plan. Ob Groß, ob Klein, allen bereitete es Riesenspaß, eine Laubbehausung im Wald zu errichten. Sie sammelten dickere und dünnere Äste, die sie auf dem Waldboden fanden, und zogen schließlich auch einen abgestorbenen dünnen Baumstamm als Hauptstütze herbei. Nachdem dieser schräg in eine Astgabel gelegt und von beiden Seiten stabilisiert wurde, konnten die Kinder links und rechts und dicht an dicht die Stöcke anlegen, vorn am Giebel die größeren, weiter hinten immer kürzer werdende. Bald hatte das Gerippe die Form eines Einmannzeltes angenommen. Nun galt es noch, Reisig, Moos und jede Menge Laub zu sammeln und schichtweise darüberzulegen. Trockene Blätter isolieren wunderbar. Damit es wirklich darin warm ist, musste das ganze Zelt daher noch in seinem Inneren mit trockenem Laub vollgestopft werden. Nach gut zwei Stunden war das Bauwerk fertig, und die Kinder waren stolz auf ihre erste selbst gebaute »Laubhütte«. Doch wer traute sich nun hinein? Kaum einer wagte es. Da heißt es, noch ein bisschen mehr Survival üben und sich etwas zutrauen.

Eigene Erfahrungen

Ich hatte bereits einmal in einer solchen selbst gebauten Behausung geschlafen. Weil wir zuvor das Zeltinnere dicht mit Laub aufgefüllt hatten, gestaltete es sich nicht gerade einfach hineinzuschlüpfen. Stück für Stück bahnten sich meine Füße einen Weg, bis schließlich nur noch mein Kopf aus der Zeltöffnung herausragte und mein Körper ganz mit Laub umhüllt war. Eine Decke brauchte ich wirklich nicht. Es war mehr als ausreichend warm. Um das ganze Kleingetier, das sich gern im Laub aufhält, machte ich mir keine Gedanken. Von Bequemlichkeit kann man aber nicht unbedingt sprechen: Bis zum frühen Morgen war die Laubschicht unter mir bis zum Boden platt gedrückt. Auch hatte ich irgendwann das Gefühl gehabt, dass mir eine Spinne über das Gesicht lief. Beim Griff zur Taschenlampe – ein bisschen Luxus leistete ich mir im wahrsten Sinne – griff ich in etwas Glitschiges. Einer Nacktschnecke gefiel es offensichtlich in meiner Behausung auch ganz gut. Die Spinne war natürlich längst verschwunden, die Nacktschnecke beförderte ich in hohem Bogen hinaus und döste dann nochmals ein. Im Halbschlaf hörte ich etwas neben meinem Zelt rascheln. Es war mir egal. Ich war ja gut geschützt und getarnt. Als ich mich in der Morgendämmerung aus meiner Laubhütte schälte, war meine Kollegin, die unweit von mir ihre eigene Behausung hatte, auch gerade aufgestanden. Ob ich die zwei Rehe gesehen hätte, die sich eine Weile ganz in der Nähe aufhielten, fragte sie mich. Sie habe sie eben noch abspringen sehen. Nein, ich hatte sie nicht gesehen, nur gehört. Wir schienen wirklich gut getarnt gewesen zu sein. Aber was ich jetzt sah, vielmehr, was ich erst nur fühlte, war: Wir hatten uns Nymphenzecken (sehr kleine, kaum mit dem Auge erkennbare Babyzecken) eingefangen. Und nicht nur zwei. Sie saßen überall, sogar am Auge. Bei der Zahl 55 hörte ich auf zu zählen. Offensichtlich hatten wir ein Zeckennest erwischt. Zecken sollte man schnellstens entfernen. Damit waren wir also die nächste Stunde mit Akribie und Zeckenzange beschäftigt. Eine Borreliose ist nicht daraus entstanden, wie mir der Arzt bei einer vorsorglichen Untersuchung später mitteilte.

Diese besondere Erfahrung mitsamt den Nebenwirkungen hat mich nicht davon abgehalten, auch danach wieder im Wald zu übernachten, allerdings mit etwas mehr eigener Ausrüstung und Komfort. Ich hatte es damals einfach wissen wollen, brauchte die Herausforderung. Bestanden!

Wasser ist wertvoll

Wer einmal wirklich unter Durst leidet, der weiß, wie wertvoll Wasser ist. Dies stellte ich fest, als wir mehrere Tage lang in der wasserarmen Supra Monte, einem eindrucksvollen Karstgebirge auf Sardinien, unterwegs waren. In einem Karstgebirge versickert Regen sofort in der Erde und sammelt sich unterirdisch in Karsthöhlen. Einige halsbrecherisch gelegene Höhlenzugänge hatten wir bei unserer Wanderung entdeckt. Es mangelte uns jedoch an einem Seil, sonst hätten wir es gewagt, zu dem lebenswichtigen Element hinabzuklettern. Denn obwohl unser Hauptgepäck aus Wasserflaschen bestand, waren unsere Wasservorräte schneller aufgebraucht als geplant. Wegen der schweren Rucksäcke und der großen körperlichen Anstrengung hatten wir viel Durst. Ich kippte den ersten Liter fast in einem Zug weg. Doch je mehr ich trank, desto mehr schwitzte ich auch. Deshalb teilten wir uns das Wasser in kleinere Trinkeinheiten auf. Durst sollte man am besten erst gar nicht aufkommen lassen. Längst hatten wir beschlossen, das Wasser nur noch zum Trinken zu nutzen. Waschen fiel die nächsten Tage also einfach aus. Als wir im Laufe unserer Mehrtagestour insgesamt nur noch einen halben Liter übrig hatten, entdeckten wir im Hang einen natürlichen Wassertrog. Er war von Menschenhand mit großen Gesteinsbrocken weitgehend abgedeckt worden, damit das Regenwasser, das sich hier angesammelt hatte, nicht gleich wieder verdunstete. Obwohl es recht klar aussah, hieß es vorsichtig sein. Zunächst filterten wir das Wasser durch ein Papiertaschentuch, um Schwebeteilchen und Kleinlebewesen zu entfernen. Dann holte mein Begleiter die Entkeimungstabletten aus dem Rucksack. Wir füllten unsere Flaschen auf, gaben die Tabletten hinein und setzten unseren Weg fort. Bei der nächsten Rast konnten wir wieder einmal ausgiebig trinken. Wohl hätten wir auch einen natürlichen Wasserfilter bauen oder das Wasser destillieren können, doch wir hatten nur begrenzte Zeit und wollten lieber noch die wunderbare Landschaft erwandern.

Was meinst du, wie lange der Mensch ohne Wasser überleben kann?

Bedenke dabei die Temperatur, die Tageszeit, die körperliche Aktivität usw.

(Ohne Wasser sieht es für uns bereits nach ein paar wenigen Tagen schlecht aus.)

Essen aus dem Wald

Gut zu wissen, dass der normal gebaute, gesunde Erwachsene auch für ein paar Tage oder sogar Wochen ohne feste
Nahrung auskommen kann. In dieser Zeit schaltet der
Körper auf körpereigene Reserven um. Und das erleichtert
ein Survivaltraining um einiges: Hast du keine Nahrung
gefunden – auch gut. Nach ein paar Tagen bist du schließlich wieder im sicheren Heim mit Kühlschrank und Ein-
kaufsmarkt um die Ecke.

Das Beschaffen von Nahrung in unkultiviertem Gelände
stellt eine echte Herausforderung dar, und immer weniger
Menschen haben noch wirklich Kenntnisse darüber. Dies
stelle ich auch bei Wildkräuterwanderungen immer wieder mit Bedauern fest. Im Gegenteil: Man ärgert sich über
den Giersch im Garten oder flucht über die Brennnessel.
Man zupft die Vogelmiere in den Beeten heraus, ohne zu
wissen, wie vitamin- und mineralstoffreich all diese Pflanzen sind. Sie werden als »Unkraut« abgetan. Ebenfalls sehr
nährstoffreich sind Waldbeeren wie Heidelbeeren, Brombeeren, Himbeeren, Erdbeeren. Sie wachsen natürlich nur
zu einer bestimmten Jahreszeit. Im Herbst kannst du auf

Pilze, Wildfrüchte, Nüsse, Samen und Wurzeln zurückgreifen. Auch Baumrinden von Buche, Weide, Pappel und Espen kommen als Nahrungsmittel infrage. Allerdings solltest du nicht die Außenrinde, sondern die darunterliegende Schicht verwenden. Eicheln und Bucheckern kannst du zu Mehl verarbeiten und Brot daraus backen. Im Frühjahr eignen sich die frischen Spitzen von Kiefern- oder Tannenästen oder auch junge Buchenblätter zum Verzehr. Die Vielfalt der pflanzlichen Nahrung ist groß. Selbstverständlich findet sich auch tierische Nahrung im Wald. Wer ganz hart gesotten ist, versucht sich an Larven, Würmern und Käfern. Größere Tiere darf man in unserem Raum nicht ohne Jagdschein und Genehmigung erlegen. Auch beim Angeln sind Gesetze zu beachten. Wer einmal versucht hat, sich ein paar Tage im Wald zu ernähren, wird bald feststellen, dass die Nahrungssuche sehr zeitaufwendig ist. Unsere Vorfahren stellten dies zum Glück schon vor uns fest und begannen mit der Kultivierung. Allerdings betreiben wir, so meine ich, längst keine umweltverträgliche Landwirtschaft mehr.

Suchst du nach gesunder Abwechslung auf deinem Essensteller? Beschäftige dich einmal mit Wildkräutern!

Feuer vermittelt nicht nur Wärme und Schutz

Feuer ist in Bezug auf das Überleben ganz elementar und übernimmt gleich mehrere Funktionen. Ein Feuer in dunkler Nacht gibt dir Licht und Sicherheit. Ein möglicher

Eindringling kann sich nicht so schnell unbemerkt anschleichen. Mit einem brennenden Feuerscheit in der Hand kannst du Wildtiere verjagen. Feuer vermittelt dir Wärme. Mit Feuer kannst du Essen zubereiten. Feuer kannst du als Notsignal nutzen, um gerettet zu werden. Das Licht der Flammen, der Geruch und die Rauchschwaden können allerdings auch deinen Standort verraten, wenn du eher unbemerkt bleiben möchtest.

Feuer ist das einzige Element, das Energien umwandeln kann: vom Brennstoff Holz in Wärme, Licht, Rauch und Asche. Feuer kann gewaltig und todbringend sein. Wann hast du das letzte Mal am Feuer gesessen? Ohne Not am Feuer zu verweilen, ist etwas Wunderbares. Die Menschen werden angesichts des Feuers irgendwann still, sitzen da, lauschen dem Knistern und Prasseln und schauen in die Flammen. Manch einer bekommt plötzlich Lust zum Singen oder auch zum Trommeln. Feuer hat etwas Ursprüngliches, Archaisches. Feuer vermittelt auch Romantik, etwas, das unsere Gefühle, unsere Sehnsüchte anspricht. Am Feuer habe ich oft auch das Empfinden, den Ahnen nahe zu sein. So findet jeder bei einem Survivaltraining zu vielen neuen Eindrücken und Erkenntnissen.

Setze dich doch einmal wieder an ein Lagerfeuer. Welche Gefühle steigen in dir hoch?

Von der Liebe

Auf was könntest du verzichten, um dennoch ein lebenswertes Leben zu führen? Vieles, das wir uns im Laufe unseres Lebens an materiellen Dingen angeschafft haben, stellt heute nur noch Ballast dar. Da heißt es, sich zu befreien. Was aber aus keinem wirklich lebenswerten Leben wegzudenken ist, ist ein Gefühl mit fünf Buchstaben: Liebe.

Liebe definiert sich allgemein als ein starkes Gefühl, mit der Haltung inniger und tiefer Verbundenheit zu einer oder mehreren Personen, zum Göttlichen, zum Tier, einem Objekt oder einer Idee. Sehr anschaulich finde ich die von der Antike übernommene Unterteilung in die drei Formen der Liebe, und zwar Eros, Philia und Agape. Mit Eros ist eher die sinnlich-erotische Liebe, das Begehren, die Leidenschaft gemeint. Philia hingegen ist mehr freundschaftlich zu interpretieren. Anerkennung und gegenseitiges Verstehen stehen im Vordergrund. Agape schließlich wird als göttliche Liebe, die allumfassende Liebe, verstanden. Es ist eine uneigennützige Liebe, die einfach DA ist. Bei der Agape ist es egal, wer geliebt wird. Die Liebe IST einfach. Ich betrachte sie wie eine Art Wolke, eine Schwingung, die unseren gesamten Erdenball umgibt. Schwingst du dich auf Agape ein, brauchst du dich niemals mehr ungeliebt fühlen. Du bist Teil der Agape, der (Über-)All-Liebe.

Agape im Wald spüren

Im Frühjahr führte ich wieder einmal eine Wandergruppe durch den Pfälzerwald. Mehrere Tage hatten wir schon bei gemeinsamen Wanderungen miteinander verbracht. Die Gruppe hatte ihre Alltagsgeschichten weitestgehend ausgetauscht und zu einer gewissen Harmonie gefunden. Da wir im Dahner Felsenland unterwegs waren, in dem alte Felsformationen zu bestaunen sind, nutzten wir die Gelegenheit, auf einen dieser mächtigen Felsbrocken zu steigen. Auf dem kleinen Felsplateau hatten vielleicht gerade mal acht Personen Platz, um die Aussicht von oben zu genießen. Da standen wir also und genossen schweigend die ausgedehnten Wälder rings um uns herum, deren Gipfel wir gerade so überblicken konnten. Eine Minute, zwei Minuten, fünf Minuten … Jeder schaute regungslos und andächtig über die Baumwipfel. Irgendwann brach einer die Stille: »Herrlich einfach!«

Das war's. Ja, herr-lich. Für einen kurzen Augenblick hatten wir das Göttliche um uns herum gespürt. Keiner dachte (ich hatte sie später befragt) in diesem Moment vor oder zurück. Nur einfach da sein, die Atmosphäre aufnehmen und sich wie ein Teil davon fühlen. Und »einfach« auch: Es ist so einfach, sich dieser Kraft wieder anzunähern. Wir brauchen uns nur für diese Herrlichkeit zu öffnen. Wir sind ein Teil dieser Natur, ein Teil des Ganzen, ein Teil der Schöpfung.

Mit der Landschaft verschmelzen

Kommen Leute auf einem Berggipfel oder einer Aussichts-
plattform an, wird sofort geschaut, ob man etwas wieder-
erkennt. »Dahinten steht der Kirchturm von … dort sieht
man ja die Burg Sowieso, weiter drüben liegt die Ortschaft
xyz.« Oder es fallen Bemerkungen wie zum Beispiel: »Das
sieht ja hier so aus wie … im Schwarzwald, im Allgäu, im
Elbsandsteingebirge etc.« Kaum hat man einen neuen Eindruck aufgefangen, wird beurteilt, gewertet, verglichen …

Mache es in Zukunft anders: Versuche erst einmal, die
Landschaft mit den Augen zu streicheln, in Ehrfurcht und
Zuneigung. Öffne deinen Blick weit und fokussiere nicht
auf einen Turm, ein zappelndes Windrad, einen blinkenden
Sendemast etc. Verpasse der Landschaft auch nicht gleich
ein Adjektiv wie zum Beispiel schön, lieblich, unwirtlich, rau
… Nimm sie so an, wie sie ist. Lasse sie einfach einmal
SEIN. Aktiviere gedanklich alle Nasen an deinem Körper,
und nimm durch sie jetzt diese Landschaft in dir auf. Beim
Ausatmen stellst du dir vor, wie deine Aura, dein Schwin-
gungsfeld um dich herum größer wird. Mit jedem Einatmen
holst du die Landschaft zu dir herein. Mit jedem Ausatmen
wird deine Aura größer und größer. Du bläst sie sozusagen langsam auf, bis sie die Landschaft vor dir, bis sie den
gesamten Erdenball und auch das Universum (soweit wir
es uns vorstellen können) umspannt. Du verschmilzt mit
der Landschaft, mit der Erde, mit dem Universum. Genieße
dieses Gefühl des Einsseins.

Liebe hat die höchste Schwingung. Sie liegt in der Luft, liegt in uns, in jedem Geschöpf. Und sie befindet sich in den unmanifestierten Zwischenräumen, die wir nur teilweise erkundet haben. Schwingen wir uns ein, werden wir an ihr teilhaben können.

Was ich jedes Mal dabei empfinde, ist eine Glückseligkeit und eine unendliche Dankbarkeit, Anteil an diesem wunderbaren Erdenball nehmen zu dürfen. Wir sind alle miteinander verbunden. Wir sind alle eins.

»In der lebendigen Natur geschieht nichts,
was nicht in der Verbindung mit dem Ganzen steht.«
(Johann Wolfgang von Goethe)

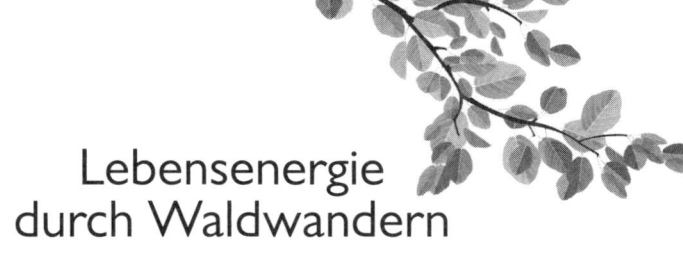

Lebensenergie durch Waldwandern

Warum wir wandern sollten

Wandern wird zum Glück immer beliebter. Man findet sich zusammen, um eine mehrstündige Wanderung zu unternehmen, oder man hat das Bedürfnis, alleine loszugehen, um kurz eine Runde zu drehen oder eine große Wandertour zu unternehmen. Mit Sicherheit hat auch Hape Kerkelings Buch »Ich bin dann mal weg« viele Menschen dazu ermuntert, auf Wanderschaft zu gehen.

Instinktiv zieht es die Menschen doch immer wieder hinaus in die Natur. Gerade in unserer heutigen Zeit stellt das Wandern einen idealen Ausgleich zu unserem Leben dar. Und den brauchen wir dringend.

Wandern statt am Computer sitzen

- ganzheitliche Bewegung statt acht Stunden Verharren in nahezu gleicher Stellung
- Offenheit des Blicks statt Starren in ein und dieselbe Richtung
- sauerstoffangereicherte Luft statt verbrauchte Luft

- natürliches Licht (übrigens Vitamin-D-Produzent) statt Kunstlicht
- Inspiration statt Alltag
- Entspannung statt Anspannung

Interessant fand ich folgende Feststellung einer meiner Wanderteilnehmer: Er meinte, er sei immer wieder überrascht, wie sich die Menschen beim Wandern öffnen. Da wird nach einer Weile des gemeinsamen Gehens von den privatesten Dingen erzählt, von Sehnsüchten und Träumen, auch von Problemen und Hürden im Leben, von Urlaubserlebnissen, von der Lebenseinstellung allgemein. Nicht nur der Körper »bewegt« sich, sondern auch die Gedanken und die Emotionen kommen in Schwung und in Schwingung.

Der Wanderer hat diese Erkenntnis mittlerweile in seinem Geschäftsleben eingebettet und geht seither auch mit seinen Geschäftspartnern zum Wandern: »Da wird man viel lockerer, lernt sich auch persönlich näher kennen und schätzen, Vertrauen wird aufgebaut. Man schwingt sich ein in einen gemeinsamen Gehrhythmus. Schließlich will man ja in Zukunft zusammen ein Stück Wegs beschreiten. Das ist die beste Grundlage für eine langfristige Zusammenarbeit.«

Beim Wandern kommen die Menschen
in Schwung und in Schwingung.

Was mir noch dazu einfällt: Jahrelang musste auch ich in stickigen Konferenzräumen an mehrstündigen Meetings teilnehmen: Du kannst am ehesten über den Tisch gezogen werden, wenn auch Tische dastehen. Jeder Einzelne versteckt sich hinter seinem Tisch und nutzt diesen als Abschirmung. So können die Energien des Einzelnen nicht frei fließen, du empfängst die »Schwingung« deines Gegenübers höchstens zur Hälfte. Der »Rest« landet unter dem Tisch. Zu wünschen wäre daher, dass sich die Geschäftspartner wenigstens im Kreis zusammensetzen – ohne Tische. Schwingungen können besser beim Empfänger ankommen und gesendet werden. Ein offenes Miteinander entsteht. Nachdenkenswert!

Wandern bringt Bewegung in den Körper.

Viele (Energie-)Blockaden haben sich im Laufe der Jahre in unserem Körper angesammelt. Sie äußern sich auf körperlicher, seelischer und geistiger Ebene. Durch die Bewegung beim Wandern werden diese Blockaden angeschubst und können sich besser lösen. »Lösungen« steht in direkter Verbindung zu »Locker lassen«. Probier's einfach aus.

Bist du bereit zum Wandern, bist du bereit für
Veränderungen. Du wanderst dich »frei«.

Bewegung ist für uns vorgesehen! Sonst hätten wir vielleicht von Geburt an eher einen breiteren Hintern als lange Beine. Wir sind Bewegungsmenschen! Es kommt natürlich auch auf die Art der Bewegung an. Beim Sport auf dem Zweirad kommt man auch in Bewegung. Mountainbiker zum Beispiel suchen aber eher die Herausforderung, den Kitzel, ob man diesen Single-Trail bewältigt oder nicht. Sie wollen sich selbst, ihren Körper wieder spüren. Ob sie bei ihrer sportlichen Aktivität wirklich etwas von ihrer Umwelt mitbekommen, möchte ich bezweifeln. Auch zweifle ich daran, dass sie die Natur, den Wald und alles, was darin lebt und gedeiht, schätzen. Sie bringen zudem genau das mit in den Wald, wovor andere in den Wald flüchten: Schnelligkeit, Stress und Lärm. Zum Glück wird nach und nach geregelt, auf welchen Strecken sich Mountainbiker austoben und wo Wanderer ihren eigenen Bedürfnissen nachgehen können. Es wäre wünschenswert, dass sich jeder daran hält.

Beim Wandern werden die Gelenke
wieder geschmeidiger.

Seit ich regelmäßig wandere, habe ich keine Rückenschmerzen mehr, denn viele unterschiedliche Muskeln werden in Anspruch genommen und wieder aufgebaut. Man geht aufrecht, so wie es von der Evolution vorgesehen ist, statt den ganzen Tag in geduckter Haltung zu verweilen.

Wandern entschleunigt und entspannt.

Wandern solltest du nicht unbedingt als sportliche Herausforderung ansehen. Ich befürworte eher das langsame Wandern, gerade auch, um unserer Hektik im Alltag bewusst entgegenzuwirken. Natürlich hast du damit auch viel mehr Möglichkeit, die Umwelt wahrzunehmen, die besonderen Begebenheiten am Wegrand zu erkennen. Auf welchem Untergrund läufst du lieber? Auf hartem Asphalt oder einem federnden Waldboden?

Wenn du wanderst, so werde dir bewusst: Wenn du gehst, dann gehst du. Das ist dein Fokus. Lass anderes fallen, wandere einfach erst mal. Die wichtigen Aufgaben in deinem Leben werden auch nach deiner Wanderung auf dich warten. Die »Kleinigkeiten« siehst du nach der Wanderung als wirklich klein. Beim Wandern kannst du aussieben bzw. wird für dich automatisch ausgesiebt, was wesentlich ist. Also: Entspann dich.

Wandern ist ein Spiegel des Lebens pur.

Wandern auf dem Jakobsweg: von Speyer bis zum Bahnhof Landstuhl, einem Teil des nördlichen Pfälzer Jakobsweges. Schon die vier Tage Wandern in eine Richtung zeigten mir, dass Wandern wie das eigentliche Leben ist.

Mal führt der Weg durch die (Rhein-)Ebene, mal musst du dich anstrengen, um etwas (zum Beispiel den Gipfel bzw. die Unterkunft) zu erreichen. Du wirst belohnt durch wunderbare Ausblicke. Dann geht es wieder leichten Fußes ins Tal, und bald ist der nächste Berg zu bewältigen. Es begegnen dir besondere Menschen, du erlebst Unvorhergesehenes. Mal musst du weinen, mal lachst du im Nachhinein über Dinge, an denen du dich früher festgebissen hättest. Sich bewusst auf den Jakobsweg zu begeben, bedeutet, dass die Erfahrungen, die du auf diesem Weg machst, für dich Bedeutung haben: Das können deine Erlebnisse sein, aber auch die Auseinandersetzung mit deiner Gefühls- und Gedankenwelt. Diese Erfahrungen sind interpretierbar – für dich. Vieles, was du schon erlebt hast, klärt sich auf dem Weg.

Wer sich auf den Jakobsweg begibt, geht in eine Richtung – und nicht zurück. Bei einer Rundwanderung bist du hinterher zwar auch nicht mehr derselbe Mensch wie zu Beginn. Aber eine echte Überlandwanderung versinnbildlicht noch deutlicher, dass du das vergangene Leben Schritt für Schritt hinter dir gelassen hast – in Dankbarkeit. Beim Rückblick auf die Tagesetappe, sei es auf der Landkarte, sei es auf dem Berggipfel, erfüllt einen auch ein bisschen Stolz. Gemeistert!

Beim Wandern verspürt man Lust zum Singen.

Es ist wirklich schade, dass wir heutzutage kaum noch Liedtexte kennen. Ab einem bestimmten Zeitpunkt einer Wanderung, meist ist es erst nach mehreren Tagen, verspürst du einfach Lust zum Singen. Du fühlst dich so befreit von Alltagssorgen, bist mit wenigem zufrieden, erfreust dich an dem, was dir gerade begegnet – und dann möchtest du gern ein Lied anstimmen.

Singen beschwingt. Singen ist gesund! Bei unserer gemeinsamen Jakobswegwanderung kamen wir auch am Naturfreundehaus in Elmstein, einem Ort im Herzen des Pfälzerwaldes, vorbei und machten die Bekanntschaft mit Pat. Pat ist Ire und wohnt schon seit Jahren in Deutschland. Mittlerweile hat er ein kleines Häuschen auf dem Gelände des Naturfreundehauses bezogen. Während wir uns das Abendessen munden ließen, setzte er sich mit seiner Gitarre zu uns. Zunächst sang er uns einige Lieder vor. Je weiter der Abend voranschritt, desto mehr Lust verspürte meine Wandergruppe mitzusingen. »Hast du nicht noch Texte für uns?«, wurde gefragt. So sangen wir den ganzen Abend – deutsche Wanderlieder, Lieder von Bob Dylan, von den Beatles, von Hannes Wader, Reinhard Mey bis Konstantin Wecker. Es war ein wunderbarer, erfüllter und sehr musikalischer Sommerabend. Dabei spielte es keine Rolle, ob jemand eine gute oder weniger gute Stimme hatte. Singen fördert die Gemeinschaft. Wirklich schade, dass heutzutage zu wenig gesungen wird.

Besonders amüsant finde ich, dass bei jeder Gruppe, die ich zum Singen animiere, spätestens nach dem siebten Lied der Vorschlag kommt, »Hoch auf dem gelben Wagen« anzustimmen. Auch »Bolle reiste einst zu Pfingsten« oder »Die Gedanken sind frei« werden gern vorgeschlagen, und »Der Mond ist aufgegangen« ist auch immer dabei. Irgendwie haben wir noch etwas in unseren hintersten Gehirnschubladen vergraben, das beim Wandern wieder zutage tritt.

Was Fastenwandern so alles bewirkt

Viele haben mich schon gefragt, warum ich andere dazu ermuntere, mindestens einmal im Jahr zum Fastenwandern zu gehen. Dazu erkläre ich zunächst, um welche Art des Fastens es sich handelt, denn es gibt ja auch zum Beispiel Autofasten, Süßigkeitenfasten, Alkoholfasten usw. Das Fasten, von dem ich spreche, bezieht sich auf die ca. einwöchige komplette Enthaltsamkeit vom Essen. Die Fastenmethode nach Dr. Buchinger sagt mir am meisten zu, weil sie meines Erachtens am einfachsten umsetzbar ist: gar nichts essen. In der Fastenwoche nimmst du nur flüssige Nahrung zu dir, das heißt Wasser, Heilkräutertees, frisch gepressten Gemüse- und Obstsaft und frisch gekochte Gemüsebrühe. Wenn der Körper nämlich »verstanden« hat, dass er keine oder wenig Energie von außen zugeführt bekommt, schaltet er auf »innere Versorgung« um. Er nutzt dabei die körpereigenen Energiereserven, also verschiedene Zuckerstoffe, Eiweißspeicher und Fette. Ein Hungergefühl, wie es eher bei Diäten vorkommt, tritt kaum auf, vor allem wenn du die Fastenvorbereitung ernst genommen hast.

Fasten entschlackt und verjüngt

Durch Fasten werden viele krank machende Stoffe, die wir über die Nahrung und die Haut aufgenommen und die sich im Körper festgesetzt haben, aus dem Körper gelöst und abtransportiert. So fühlst du dich nach einer Woche Fasten wie verjüngt und voller Energie. Freilich ist das Fasten nicht für jeden geeignet. Du solltest dich deshalb zuvor ausreichend informieren. Wer krank ist, sollte sich zum Fasten an eine Heilfastenklinik wenden. Fastenwanderungen werden eher für gesunde Menschen angeboten, die etwas für die Erhaltung ihrer Gesundheit unternehmen möchten.

Auch wenn viele am Fastenwandern teilnehmen, um einfach mal wieder »abzuspecken« – mir geht es um etwas ganz anderes: In einer Gesellschaft, in der Überkonsum an der Tagesordnung ist, in der wir vor lauter Beschäftigung und Ablenkung uns selbst gar nicht mehr spüren, in einer Gesellschaft, in der wir mit der Natur kaum noch in Berührung kommen, halte ich es für absolut notwendig, einfach einmal wieder zu sich zu kommen und zu seinen Ursprüngen zu finden. Das funktioniert am besten durch Fasten. Dazu solltest du dich aus dem Alltag ausklinken und in die Natur gehen.

Keine Angst: Der normale Erwachsene verhungert nicht in einer Woche Abstinenz vom Essen. Ohne Trinken wäre es nach spätestens drei Tagen allerdings schon kritisch. Unser Körper ist genetisch dazu veranlagt, mehrere Tage und sogar Wochen lang ohne feste Nahrung auszukommen. Dies war vor allem früher von Bedeutung, wenn zum Ende des Winters kaum noch Essensvorräte übrig waren. Durch geringere Nahrungszufuhr oder Fasten hielt man bis zum Frühjahr durch. Die Fettpölsterchen, die du dir im Laufe des Sommers und der üppigen Herbstzeit, wenn alles reif ist, angegessen hast, sollten bis zum Frühjahr »geleert« sein. So hat es die Natur zumindest vorgesehen.

Erfahrungen beim Fastenwandern

Wie ergeht es einem Fastenwanderer für gewöhnlich? Sicher ist diese Erfahrung individuell sehr unterschiedlich, aber es gibt meiner Erfahrung nach und anhand von Rückmeldungen aus der Gruppe auch Gemeinsamkeiten.

In den ersten Fastentagen hast du dich mit deinem Körper auseinanderzusetzen. Je nachdem, wie viel Kaffee du normalerweise konsumierst und ob dein Körper übersäuert ist, kann es zu Entzugs- und Entgiftungserscheinungen wie Kopfweh und gelegentlich Gliederschmerzen kommen. In der Regel jedoch haben die Fastenden kaum körperliche Beschwerden, außer vielleicht Blasen an den Füßen durch falsches Schuhwerk oder ungewohntes Wandern. Was sich während dieser Woche vielmehr bemerkbar macht, ist die eigene Stimmung und die Befreiung im Kopf.

Zu Beginn tauscht man sich in der Gruppe über den Alltag aus, über die Sorgen, die einen bewegen. Manche werden auch mürrisch, weil ihnen die »orale Befriedigung«, sprich Belohnung durch Essen, fehlt. Genau deshalb ist es förderlich, dass du dich während dieser Zeit an einen anderen Ort begibst, um leichter aus den alten Gewohnheiten herauszufinden.

Im weiteren Verlauf der Fastenwanderwoche kommst du nach und nach an: Die Wanderungen, das Naturerlebnis rücken immer mehr in den Vordergrund. Du öffnest dich für die Umgebung, du findest Gefallen an der Landschaft, an der Vielfalt an Pflanzen um einen herum. Der Alltag bleibt Schritt für Schritt zurück. Du genießt den Tag. Auch schüttet der Körper nach und nach Glückshormone aus, sodass du richtig »gut drauf« bist. Die Entgiftungsvorgänge haben unter anderem auch Auswirkung auf die Zirbeldrüse, ein Wahrnehmungsorgan im Gehirn. Sie wird gereinigt und kann besser funktionieren. Viele Menschen nehmen durch das Fastenwandern die Natur ganz anders, und zwar bewusst, wahr. Sie erhalten einen anderen Bezug zur Natur.

Das unmittelbare, bewusste Naturerlebnis beflügelt, macht frei. Und den einen oder anderen bewegen Gedanken wie: »Was brauche ich wirklich im Leben?« Beim Blick über die Baumwipfel fragst du dich mitunter: »Wie groß sind meine Sorgen tatsächlich?«

Dadurch, dass du beim Fastenwandern nicht vom Alltag eingenommen bist und dass der Körper Energie hat für andere Aufgaben, als die Verdauung in Schwung zu halten, öffnet der Mensch auch mehr seine Sinne. Und so kommt es oft vor, dass du frische Inspiration und neue Ideen erhältst, wie du dein Leben weiter gestalten könntest.

Fasten – eine altbewährte Methode

Jesus hatte eine 40-tägige Fastenzeit eingelegt, um sich zu besinnen und mit Gott in Dialog treten zu können. Auch in anderen Religionen wird – wieder auf andere Weise – gefastet. Die amerikanischen Ureinwohner fasten bei verschiedenen Anlässen wie zum Beispiel der Schwitzhüttenzeremonie oder der Visionssuche.

Fastend durch den Wald zu wandern ist ein wunderbares Erlebnis. Probiere es aus! Befreie dich von körperlichem, geistigem und seelischem Ballast. Lass dich neu inspirieren. Dann kannst du den Alltag viel leichter anpacken.

Frage: Warum ist der Schornsteinfeger ein Glücksbringer?

Antwort: Er reinigt den Kamin, damit dieser nicht verschlackt und das Haus womöglich abbrennt.

Frage: Warum fastest du nicht öfter mal, damit dein Körper wieder »entschlackt«?

Antwort: Ja, aber …

Antwort: Nein, es ist nicht schwer!

Sei dein eigener Schornsteinfeger!

Vom gemeinsamen Rhythmus

Warum es bei einer Gruppe funktioniert und bei einer anderen nicht, ist mir noch ein Mysterium. Im vergangenen Frühjahr führte ich kurz hintereinander für jeweils eine Woche zwei Fastenwandergruppen durch den Wald. Unterwegs unternahmen wir eine besondere Aktion.

Im gleichen Rhythmus schwingen

Die erste Gruppe: unterschiedliches Alter, von ca. 35 bis 75 Jahre, unterschiedliche Nationalitäten. Sie hatten schon mindestens vier Tage gefastet, waren guter Dinge, unterhielten sich unterwegs angeregt oder zogen auch einmal schweigend hintereinander die schmalen Pfade den Berg hinauf. Wir durchwanderten das wunderbare Dahner Felsenland mit uralten Felsformationen, mittelalterlichen Burgruinen, herrlichen Wäldern und tollen Ausblicken auf die Landschaft.

Bei einer unserer Trinkpausen mitten im Wald inspirierte mich ein Teilnehmer zu einer Übung, die uns alle auf besondere Weise bewegte. Als er mit dem Teelöffel in seiner Tasse rührte, erklangen Töne, die ihn, wie er mitteilte, an das Glockenläuten der Kühe auf der Alm erinnerten. »Lasst uns doch ein bisschen musizieren«, schlug ich der Gruppe vor. »Wir machen eine Rhythmusübung. Es ist eine Übung, bei der ihr sehr gut abschalten könnt.« Jeder Teilnehmer sammelte zwei Steine, kleine Kieselsteine oder auch handgroße Sandsteine, was eben auf dem Weg zu finden war. So ausgestattet stellten sie sich im Kreis auf. Nun bat ich die Teilnehmer, die Augen zu schließen. Jeder sollte erst mit dem Aneinanderklopfen der Steine beginnen, wenn ich ihn am Arm berührte. Auch sollte er mit dem Klopfen aufhören, wenn er erneut berührt würde. Leise schlich ich im Inneren des Kreises herum, fasste nach und nach meine Teilnehmer am Arm und brachte so diese besondere »Musik« in Schwingung. Zunächst klopfte jeder in seinem eigenen Rhythmus, mal schneller, mal langsamer, mal in unterschiedlichen Abständen und immer häufiger gleichmäßig. Die Kieselsteine klangen dabei recht hell, die großen Sandsteine, je nach Größe, hingegen etwas dumpfer. Doch wie interessant war es zu erleben, dass nach einigen Minuten alle den gleichen Rhythmus fanden. Die Gruppe war im Einklang – sie hatte die »Monotonie« entdeckt.

Eine Weile ließ ich sie klopfen, bis ich jeden wieder am Arm berührte und die »Musik« nach und nach abebbte. Bevor ich wieder das Wort ergriff, standen wir noch ein paar Minuten in Stille da und ließen das Erlebte in uns nachhallen.

Nun magst du sagen, das sei ja nichts Besonderes gewesen. Da klopfen ein paar Leute mit Steinen. Was soll das? Doch es gibt ganz andere Stimmen dazu. Eine Teilnehmerin nahm mich auf dem weiteren Wanderweg beiseite und meinte, sie habe gerade ein solches Glücksempfinden verspürt wie lange nicht. Ähnliche Rückmeldungen erhielt ich auch später von anderen.

Monotonie klappt nicht immer

Eine umfassende Erklärung für dieses Phänomen habe ich bis heute nicht gefunden. Klar ist mir allerdings, dass bei einer solchen Übung die Gehirnwellen in einen verlangsamten Zustand gelangen, einen Alphazustand, der einen entspannen lässt. Vielleicht war auch in der Gruppe eine besondere Harmonie vorhanden, die nun zum Ausdruck kam. Vielleicht hatten wir in einem kleinen Moment den Zugang zum Rhythmus der Erde gefunden.

Angetan von diesem Erlebnis, schlug ich der nächsten Fastenwandergruppe dieselbe Übung vor. Die Teilnehmer waren altersmäßig gleich zusammengesetzt, auch gab es wieder unterschiedliche Nationalitäten, wir waren bereits am vierten Fastenwandertag angelangt und dennoch: Vielleicht lag es am falschen Platz, am Waldrand, vielleicht störte das Auto, das unvermittelt vorbeifuhr, vielleicht hatte ich den falschen Zeitpunkt gewählt, vielleicht hatten sich die Teilnehmer noch nicht in der Gruppe eingefunden: Die Klopfübung war für meine Begriffe erbärmlich gegenüber dem, was ich zuvor erlebt hatte. Schade, dass wir in dieser Woche nicht mehr dazukamen, es nochmals zu probieren.

Verlaufen – und jetzt?

Wenn ich Wandergruppen durch den Pfälzerwald führe, brauche ich in aller Regel keine Wanderkarte. Ich kenne die Wege wie meine eigene Westentasche, kenne einzelne Bäume und Baumstümpfe, habe die Landschaftsform, ob hoher Berg, Hügel oder Tal, verinnerlicht, weiß, wo ich der Gruppe etwas Besonderes am Wegrand zeigen kann. Und ich kenne unser Ziel. Dennoch ist immer die Wanderkarte mit im Rucksack dabei, schon allein deshalb, um den Teilnehmern ein Sicherheitsgefühl zu geben. Früher führte ich auch noch das GPS-Gerät mit. Als ich es bei dichtem Nebel einmal wirklich in Anspruch nehmen wollte, bekam ich keinen Kontakt zu den Satelliten. Heute kannst du, vorausgesetzt, es gibt Funkverbindung, auch das Smartphone als technisches Hilfsmittel benutzen. Am besten jedoch, so meine Einstellung, verlässt du dich auf deine eigenen Sinne, die Erfahrungswerte und den Instinkt.

Verlaufen gibt's nicht

Zu Beginn meiner Tätigkeit als Wanderführerin beschritten wir auch Wege, die selbst für mich Neuland waren. Aus Zeitgründen war es für mich nicht möglich, jeden einzelnen Kilometer vorher abzulaufen. Immerhin hatte ich ja bei meiner Ausbildung auch gelernt, mit Wanderkarten umzugehen. Vor der Wanderung prägte ich mir den Streckenverlauf ein, merkte mir die Wegezeichen und wann wir links oder rechts abzubiegen hatten.

Ich begrüßte also am Morgen meine Gruppe, erklärte, was wir heute alles Schönes erleben würden, und wir machten uns auf den Weg. Die Teilnehmer freuten sich, und während der ersten zwei Stunden auf dem breiten Forstweg gab es viel zu erzählen. Dann kamen wir an eine Wegspinne, wo gleich sieben Wege aufeinandertrafen. Ich war kurz unschlüssig, in welchen Weg wir abzubiegen hatten, und kramte die Wanderkarte hervor.

»Hast du dich etwa verlaufen?«, tönte es sogleich aus der Gruppe. Die Gespräche waren sofort verstummt, und manche Wanderer, besonders jene, die zum ersten Mal mit dabei waren, schauten sehr besorgt. Ich spürte regelrecht, wie sich das Angstgefühl in der Gruppe ausbreitete.

»Soll ich dir helfen?«, schlugen einige Männer vor.

»Keine Sorge, Leute«, entgegnete ich. »Ich will mich nur kurz orientieren.«

Ich klappte also die Wanderkarte weit auf und legte sie auf den Boden. Dann drehte ich sie so lange, bis der reale Wegeverlauf unseres bisherigen Weges dem eingezeichneten Weg auf der Karte entsprach. Beim heutigen Kartenmaterial zeigt die Oberkante nach Norden, die Unterkante nach Süden. So weißt du schon im Voraus, in welche Himmelsrichtung du gehst. Die dritte Abzweigung von links führte uns laut Karte also zur Wanderhütte, bei der wir einkehren wollten. »Es geht weiter!«, rief ich. Gesagt, getan – und wir sind auch damals gut angekommen. Aber

Angst und Zweifel hingen noch eine ganze Weile über der Gruppe.

Ein anderes Mal, als wir einen Teil des Rodalbener Felsenwanderweges beschritten, hatte ich mich mit Teilnehmern unterwegs unterhalten und selbst nicht auf den Weg geachtet. Nach einer Weile fiel mir auf, dass der Pfad ziemlich zugewachsen und offensichtlich wenig begangen war. Ich warf einen kurzen Blick auf das GPS-Gerät, das ich damals nutzte. Einige beobachteten mich, und ich musste mich erklären. Wir befanden uns genau parallel zum eigentlichen Wanderweg. Die Richtung stimmte, nur der Pfad war wohl aufgegeben worden. Doch am besten hätte ich gar nichts gesagt. Nach einer halben Stunde traf unser Pfad wieder auf den Premiumwanderweg.

»Weißt du noch«, höre ich trotzdem noch ab und zu von meinen Stammwanderern, »als du dich mal verlaufen hattest?«

Da lache ich jedes Mal, denn für mich gibt es eigentlich kein »Verlaufen«. Wir hatten nur einen anderen Weg beschritten. Und der war, so möchte ich behaupten, um einiges interessanter und spannender als der ausgetretene Premiumweg.

> Das, was du im Leben an Unvorhergesehenem erlebst, bleibt viel mehr im Gedächtnis hängen als alles Geplante, Vorhersehbare. Hier spürst du einmal wieder, dass du lebst.

Sich orientieren lernen

Es gibt vielerlei Möglichkeiten, wie du dich im Wald orientieren kannst. Du musst es nur wissen. Im »schlechtesten Fall« kommen wir an einer anderen Stelle aus dem Wald als geplant. Dann gibt es immer noch öffentliche Verkehrsmittel, um wieder zum Ausgangspunkt zu gelangen, im teuersten Fall ist es ein Taxi. Oder du müsstest eventuell eine Extraübernachtung einlegen. Das ist der »worst case«. Wirklich schlimm? Nein!

Doch so weit braucht es gar nicht zu kommen, denn es gibt gute Orientierungsmöglichkeiten. Einige meiner Teilnehmer meinen, man könne sich am Moos, das an den Bäumen wächst, orientieren. Moos wächst oft auf der Wetterseite am Fuße eines Baumes. Aber: Wo kommt das Wetter in deiner Region für gewöhnlich her? Im Pfälzerwald ist dies der Westen. Der Wind treibt die Wolken vom Atlantik über Paris und das Saarland zu uns herüber. Aber auch nicht immer. Und vor allem: Manche Bäume wachsen an einem geschützten Hang. Das Moos wächst dann eben nicht auf der Westseite des Baumes, sondern vielmehr da, wo er selbst die meiste Feuchtigkeit abbekommt. Das ist also keine sehr zuverlässige Methode!

Orientierst du dich an den Himmelsrichtungen, so kannst du auch die Sonne zurate ziehen, zum Beispiel bei der Schattenmethode. Nimm dazu einen geraden Stock, den du sicher schnell findest. Am besten ist er etwas größer als 50 cm. Stecke ihn aufrecht in den Boden. Dann markiere das Ende seines Schattens, indem du dort einen Stein oder auch einen anderen Gegenstand hinlegst. Nun gedulde dich ca. 15 Minuten. Platziere anschließend einen weiteren Stein an das Schattenende des Stockes. Ziehe gedanklich eine Linie zwischen den beiden Steinen. Das ist ungefähr die Ost-West-Achse. Stellst du dich also so hin, dass sich der erste Stein links und der zweite Stein rechts von dir befinden, so blickst du nach Norden. Hinter dir ist folglich Süden. Und dann: Auf geht es, in die von dir gewünschte Richtung!

Ist die Sonne nicht zu sehen, so habe ich einen anderen Tipp für dich: Ich suche nach einem Ameisenhügel. Ameisen brauchen die Sonne, um aktiv zu sein. Hat sich ein Ameisenhügel an einem Baumstamm gebildet, kannst du mit ziemlicher Sicherheit davon ausgehen, dass auf dieser Baumseite Süden ist.

Ein weiterer Trick, den du aber vorher zu Hause testen solltest: Nimm eine zuvor magnetisierte Nähnadel mit zur Wanderung. Willst du wissen, wo Norden ist, so hole die Nähnadel hervor, suche dir eine Wasserpfütze und ein trockenes Blatt vom Baum. Lege das Blatt vorsichtig auf die Wasseroberfläche und darauf dann die Nadel. Bei Windstille wird sich das Blatt dank der magnetisierten Nadel in Nord-Süd-Richtung drehen. Ein selbst gebastelter Kompass also. Die Nadel kannst du auch während der Wanderung noch magnetisieren, zum Beispiel indem du sie an den Haaren oder einem Stück Seide – falls du so elegant durch den Wald wanderst – mehrere Male reibst.

Auf der Suche nach der Berufung

Hast du dich in deinem eigenen Leben auch schon einmal »verlaufen«? Lass die Angst nicht in dir aufsteigen, wenn du vom Weg abgekommen bist! Vielleicht war es auch nicht mehr dein Weg! Vielleicht steht dir ein neuer, aufregender Pfad bevor? Beruhige dich erst einmal. Setze dich hin. Atme tief ein und aus. Dann überlege: Was wäre am schlimmsten für dich? Ist dieser »schlimmste Fall« wirklich so schlimm? Wo könntest du dir Hilfe holen? Was könntest du selbst tun? Und vor allem: Wo willst du hin?

Viele Menschen wissen gar nicht, wohin sie in ihrem Leben wollen. Wie und wo wollen sie leben, mit wem wollen sie leben, wie wollen sie sich beruflich einbringen? Zugegeben, mir ging es auch teilweise schon so. Nun könnte ich mich verteidigen und sagen, diese und jene Situation hätte mich davon abgehalten, mir über mein Leben Gedanken zu machen. Im Hamsterrad hast du tatsächlich wenig Zeit und Gelegenheit, dir über Grundsätzliches klar zu werden. Aber spätestens, wenn es dir richtig »stinkt«, wirst du merken, dass es geht. Es ist nicht eine Frage des »Nichtkönnens«, sondern eine Frage des »Nichtwollens«, etwas zu verändern.

Blicke ich auf meinen eigenen beruflichen Werdegang, so stelle ich fest: Nach Abschluss der Schule hatte ich nur wenig Ahnung, wie ich mich in dieser Gesellschaft wirklich einbringen wollte. Damals hieß es in erster Linie, schnell eine Ausbildung absolvieren, um Geld zu verdienen. Ich will nun weder meinen Eltern noch meinen

Lehrern einen Vorwurf machen – auch mir nicht, weil ich mir nicht schon in der Schulzeit Gedanken darüber gemacht hatte. Es waren gesellschaftliche, aber auch finanzielle Zwänge, die das Herausarbeiten der Berufung verhinderten.

Trotzdem bin ich dankbar, alle diese Berufserfahrungen im Bereich Marketing und Vertrieb gesammelt zu haben. Auch darauf baue ich heute auf. Mit fortschreitendem Bewusstsein über das Leben hat es aber einfach für mich nicht mehr gepasst. Oft kristallisiert sich erst im Laufe des Lebens heraus, wozu du dich zu einem bestimmten Zeitpunkt berufen fühlst. Ein Anstoß dafür kann auch sein, dass du erkennst, dass in irgendeiner Nische auf der Welt einfach Handlungsbedarf besteht: Hier möchte ich mich voll und ganz einbringen.

Im Wort »Berufung« steckt der »Ruf«, ein »Auftrag«, den jemand in sich verspürt. Menschen, die ihrer Berufung nachgehen, kennen keinen Urlaub, denn sie unterscheiden nicht mehr zwischen Arbeit und Urlaub. Sie müssen nicht am Montag schon ans Wochenende denken, damit sie dann abschalten und »leben« können. Menschen mit Berufung sind erfüllt von ihrer Tätigkeit, denn sie ist eins mit ihrem Leben. Das ist etwas Wunderbares, und ich wünsche es jedem. Umso besser, wenn die Berufung dann auch beiträgt, den Lebensunterhalt zu finanzieren. Ich habe meine Berufung im Wald gefunden. Sie kam mir wie eine Art »Intuition« in den Sinn.

Deine Berufung finden

Hast du deine eigene Berufung noch nicht entdeckt und möchtest sie finden, dann habe ich hier ein paar hilfreiche Tipps:

In unserem Leben spielen wir die unterschiedlichsten Rollen. Es sind Rollen, in die wir hineingeboren wurden, Rollen, die wir freiwillig gewählt haben und Rollen, die uns mit der Zeit zugeteilt wurden.

Denke zum Beispiel an deine Rolle als Kind, als Mutter, Vater oder Partner. Deine Freunde, deine Bekannten sehen dich sicher anders als deine Familie. Und in deinem Arbeitsumfeld, in deinem Freizeitverein spielst du wiederrum andere Rollen.

Wenn du wieder einmal im Wald bist, wähle ein schönes und ruhiges Plätzchen aus, an dem du dich wohlfühlst. Setze dich hin und mache dir zunächst einmal bewusst, welche Rollen du in deinem Leben gerade ausfüllst. Welche sagen dir zu, welche weniger? Aus manchen Rollen kommen wir nicht so leicht heraus. Aber auch dabei haben wir es selbst in der Hand, können etwas anders und besser machen, wenn es erforderlich wäre. Oft sind es eingefahrene, unbewusste Verhaltensmuster, die wir an den Tag legen: Dein Gegenüber erwartet eine bestimmte Aktion oder Reaktion von dir, und du handelst entsprechend.

Überlege dir, während über dir der Wind in den Bäumen rauscht, wo du dich wirklich und von Herzen gern beruflich einbringen möchtest, ganz ohne Zwang, ganz ohne Rolle, die du auszufüllen hast. Vielleicht hilft dir der Satz: »Es würde mir nichts ausmachen, … zu sein. «

Triff noch keine Entscheidung, sondern sammle einfach Ideen. Keiner kennt deine versteckten Potenziale, deine Sehnsüchte besser als du selbst. Hole sie hervor, arbeite sie heraus. Lass dich vom »wind of change« unterstützen. Bewege nun diese neuen Ideen in dir drin, während du langsam durch den Wald schlenderst, und lasse sie reifen.

Der Wind in den Bäumen ist vielleicht gerade DEIN »wind of change«. Nutze ihn.

Verinnerliche dein Ziel

Hast du ein echtes Bedürfnis, dich zu verwirklichen, deine Potenziale zu entfalten, dann finden sich Mittel und Wege, es in die »Realität« umzusetzen. Der bekannte Tennisspieler Boris Becker wurde einmal befragt, warum er so gut wie jedes Spiel gewinne. Er antwortete, er habe das Spiel jedes Mal schon vorher gewonnen, also bevor er den Platz überhaupt betrat. Boris hatte Visionen! Er stellte sich die Situation, die er sich wünschte, bereits in Gedanken vor. Er hatte sie visualisiert, sie als »Realität« gesehen und damit jede seiner Körperzellen programmiert. Klar gehören auch Training und Ehrgeiz dazu.

Sobald du selbst weißt, wohin du willst, stelle dir also dich selbst vor, wie du deine neue Berufung bereits ausübst. Hole dieses Bild in dich hinein, als sei es bereits wahr. Stelle dich in diesen neuen Arbeitsplatz hinein. Rieche die besondere Atmosphäre. Lausche den Geräuschen. Fühle das Möbel, das Handwerkszeug, das Produkt, das du nutzt oder produzierst. Schmecke womöglich das, was du herstellst. Nutze alle deine dir bekannten Sinne, um dir diese neue Tätigkeit ins Bewusstsein zu holen. Genauso kannst du übrigens auch mit anderen Wünschen und Träumen verfahren. Die Macht der Gedanken ist unglaublich groß!

Du hast also dein Ziel verinnerlicht? Das ist äußerst wichtig. Nun mache dich daran herauszufinden, wie du dieses Ziel erreichen kannst. Erzähle guten Freunden von deinem Vorhaben. Vielleicht haben sie einen Tipp. Erkundige dich, wie es andere vor dir bereits getan haben, oder frage Experten. Besorge dir Bücher – oder schaue im Internet, welche Möglichkeiten es gibt, um deinem Ziel näher zu kommen. Und: Lass dich nicht von anderen herunterziehen. Wer jemanden herunterzieht, der steht schon selbst unten. Manche Menschen raten einem von etwas ab, weil sie selbst nicht weiterkommen. Sie haben Angst, dass du womöglich mehr erreichst als sie selbst. Lass dich nicht beirren. Zieh dein Ding durch, auch wenn du mehrmals hinfällst. Gib nicht auf, dein Ziel zu erreichen!

Mit Kindern unterwegs

Wenn Eltern meinen, man könne die Kinder nicht mehr vom Tablet oder Smartphone wegbringen, liegen sie falsch. Kaum fällt das Wort »Schatzsuche«, sind sie dabei! Als Eltern braucht man sich noch nicht einmal besonders anstrengen, denn sie gibt es schon. Die moderne Schatzsuche heißt »Letterboxing«. Nicht nur Kinder, auch Erwachsene haben ihre helle Freude daran.

Das brauchst du fürs Letterboxing:

- eine zuvor im Internet heruntergeladene und ausgedruckte Schatzkarte (www.letterboxing-germany.info)
- Stift
- einen einfachen Kompass
- evtl. einen Taschenrechner
- einen Tagesrucksack mit etwas zu essen und zu trinken
- Entdeckerfreude

Letterboxing ist die neue Schatzsuche

Um einen Kindergeburtstag spannend zu gestalten, hatte ich früher selbst in stundenlanger Vorbereitung verschiedene Schatzsuchen ausgearbeitet. Mit Walkie-Talkie ausgestattet, zogen schließlich zwei Gruppen los, um den »Schatz« zu finden. Unterwegs galt es, Aufgaben zu lösen und den Weg zu erkunden, um die Belohnung zu finden. Was hatten die Kinder für einen Spaß!

Heute kannst du Schatzsucher-Touren auch ganz einfach haben – durch Letterboxing. Es ist nicht zu verwechseln mit Geocaching, bei dem man ein GPS-Gerät verwendet. Das ist beim Letterboxing nicht erforderlich.

Du brauchst dafür nur einen einfachen Kompass, Stift und eine »Schatzkarte«, also eine Anleitung, wie du zum Schatz findest. Anregungen findest du zum Herunterladen im Internet. Manche nehmen auch einen Taschenrechner mit. Wer einigermaßen kopfrechnen kann, darf ihn gern zu Hause lassen. Da man eventuell mehrere Stunden unterwegs ist, ist ein Tagesrucksack mit Getränk und Essen ebenfalls angebracht. Bestimmt findet sich auf der Strecke ein nettes Picknickplätzchen. Der moderne »Schatz« ist in der Regel eine versteckte Plastikbox, ein »Briefkasten« sozusagen, in dem du ein Büchlein findest, in das du dich eintragen kannst. Manchmal ist auch ein kleines Spielzeug darin hinterlegt, das du herausnehmen und gegen ein mitgebrachtes tauschen kannst.

Viel spannender jedoch ist der Weg zur Letterbox. Da heißt es, sich im Gelände zu orientieren, zu rechnen, zu kombinieren, den Kompass richtig zu lesen: »Gehe 50 Schritte in Richtung 95° Grad, und du wirst einen alten Grenzstein finden. Darauf erkennst du eine Zahl. Bilde die Quersumme. Dies ist die nächste Gradzahl für Deinen weiteren Weg. Nun gehe ca. 10 Minuten, bis zu einer Wegekreuzung ...« Ganz nebenbei lernt man dabei die Umgebung kennen, ist an der frischen Luft und beim »Waldbaden«. Mein Tipp: Nehmt trotzdem die Wanderkarte mit, um wieder an den Ausgangspunkt zurückzufinden, falls ihr euch verzettelt habt.

Eine unserer ersten Letterboxing-Touren, die wir im Internet ausgewählt hatten, führte uns vom Luftkurort Trippstadt, südlich von Kaiserslautern, über die Burg Wilenstein, die gern von Schulklassen angemietet wird, hinunter zur Klug'schen Mühle und durch die Karlstalschlucht. Die Wegezeichen, die wir unterwegs als weiterer Hinweis finden sollten, waren nicht immer sofort zu entdecken. So gingen wir zurück, um einen zweiten Anlauf zu nehmen. Schließlich fanden wir die etwas zugewachsenen Zeichen und konnten unseren Weg fortsetzen. Die Schlucht

war sehr eindrucksvoll, mit großen, moosbedeckten Felsbrocken, Holzbrückchen und einem Holzpavillon, und
mittlerweile auch ein bisschen verwildert, da sie vor Jahren
schon als Naturschutzgebiet ausgewiesen wurde. Umgefal-
lene Bäume lässt man hier einfach verrotten. Im Hang entdeckten wir noch eine Einsiedlerhöhle und viele Steinstu-
fen, die auch auf der gegenüberliegenden Seite angelegt
waren. Langsam bekamen wir Hunger, denn aufgrund
unserer anfänglich missglückten Wegfindung hatten wir
mehr Zeit gebraucht als geplant. »Wie lange, schätzt du,
geht die Tour denn noch?«, fragte ich meinen Begleiter. Er
hob die Schultern. Gemeinsam schauten wir auf die Schatzkarte. »Komm, lass uns noch den nächsten Wegpunkt finden, dann drehen wir um«, schlug ich vor. Am Ende der
Schlucht führte der Weg auf die Straße und zu einer Bus-
haltestelle. Ein paar Meter entfernt lag der »Rastplatz am
Jakobsweg« mit einer Stempelstelle.

Wie überrascht waren wir, als wir dort ankamen. Ein
nettes Häuschen, liebevoll dekoriert mit Blumentöpfen
und aus Holz geschnitzten Figürchen, über der Tür eine
kunstvolle Keramik-Elwetritsche und an der Hauswand
ein Schild: »Weinverkauf«. Die Tür zum Verkaufsraum
stand offen, und so traten wir ein. Schnell kamen wir mit
dem Besitzer ins Gespräch. Ja, meinte er, seit es diese Letterboxing-Tour gebe, habe er mehr Zulauf von Fremden
bekommen. Wir durften uns in das Gärtchen neben dem
Haus setzen, dort den Wein verkosten und auch gleich
in die gekaufte Hirschsalami beißen. Unterdessen erzählte
er, dass er Pilzkenner sei und auch gern die Vögel am
gegenüberliegenden Weiher beobachte. Es war äußerst

interessant, von seinen Naturkenntnissen zu erfahren und sich auszutauschen. Wir hatten eine gemeinsame Wellenlänge entdeckt. Seither sind wir regelmäßig zu Besuch. Die wahren Schätze liegen also auf dem Weg zum Ziel! Die Letterboxing-Tour setzen wir auf jeden Fall ein anderes Mal fort. Das Schatzsucher-Fieber hat uns gepackt.

Warum du mal draußen übernachten solltest

Immer wieder gern fahren wir über die Grenze ins Elsass. Das ist für uns »Urlaub um die Ecke«. Ausgestattet mit Baguette, Fromage und einer Flasche Vin rouge, die wir zuvor im netten elsässischen Städtchen Wissembourg noch besorgt hatten, und natürlich ein paar Wasserflaschen, zog ich mit meinem Partner an einem Nachmittag im Juni los, um den zweithöchsten Berg der Nordvogesen, den Grand Donon (1009 m), zu erkunden. Dieses Mal sollte nicht der Weg unser Ziel sein, sondern der Gipfel selbst. Am Berghotel ließen wir das Auto stehen und schwangen unsere Rucksäcke auf den Rücken. Mit im Gepäck waren Schlafsack und Isomatte.

Ein ganz besonderer Ort

Auf ging es nun, erst einen breiten Fahrweg entlang, dann wurde der Weg zum Pfad, immer steiniger, immer steiler, bis wir, einigermaßen schweißgebadet, nach circa einer

Stunde auf dem Plateau unterhalb des Gipfels angelangt waren. Pause, Rucksack ablegen, Wasser trinken, dann umschauen. Als Erstes fiel der große, 80 Meter hohe Funkturm auf, doch bald entdeckten wir viel ältere Spuren der Menschheit. Mehrere behauene Steinplatten mit eingemeißelten, schon recht verwitterten Figurenreliefs, zum Teil nur noch bruchstückhaft zusammengesetzt, hatte man im Halbkreis aufgestellt. Wie alt sie wohl sein mochten? Auch eine Zisterne sowie die spärlichen steinernen Überreste eines Gebäudes waren noch vorhanden.

Vom Plateau aus war es nun nicht mehr weit bis zum Gipfel. Beim Blick nach oben staunte ich nicht schlecht. Wenn ich nicht gewusst hätte, dass wir uns auf elsässischem Boden bewegten, hätte ich glauben mögen, wir befänden uns irgendwo in Italien oder im alten Griechenland. Dort oben nämlich, vor dem Hintergrund des tiefblauen Himmels, thronte ein eindrucksvoller, massiver Tempel aus Sandsteinquadern und -platten.

Meine späteren Recherchen ergaben, dass der Grand Donon offensichtlich schon in der Kelten- und Römerzeit als Kultstätte gedient hat. Hier wurde der keltische Gott »Vosegus«, eine Berggottheit, verehrt, der den Vogesen seinen Namen gab. Die Römer weihten diesen Ort später dem Gott Merkur. Der jetzige Tempel ist offensichtlich ein Nachbau und wurde erst im Jahre 1869 unter Napoleon III. errichtet. Zuvor muss an dieser Stelle eine mehrere Meter hohe Steinpyramide gestanden haben. Wer auch immer hier schon wirkte, wer auch immer Bauwerke errichtete und Spuren hinterließ – der Gipfel des Grand Donon ist ein ganz besonderer, magischer Ort.

Es war später Nachmittag, die Sonne stand noch recht hoch, als wir uns auf der mächtigen Steinplatte, die dem Tempel vorgelagert ist, einrichteten. Es herrschte ein starker und recht frischer Wind, sodass ich froh war, neben meinem Fleecepullover auch noch eine Jacke mitgenommen zu haben. Der Steinquader, der sich auf diesem Felsplateau befindet, bot uns etwas Schutz. Wir packten unser Essen aus und ließen uns erst einmal die französischen Leckereien und den Rotwein munden.

Viele Menschen erklimmen tagtäglich den Donon. Sie bleiben für ein paar Minuten, schauen sich um und wandern wieder hinunter ins Tal. Wir hatten uns vorgenommen, hier gleich mehrere Stunden und sogar die Nacht zu verbringen. So ist man nicht nur ein Besucher, sondern bekommt ein besseres Gespür für den Platz, kann die Umgebung viel intensiver aufnehmen, ein Teil davon werden.

An den Felsen gelehnt, den Schlafsack als Windschutz um Rücken und Schultern gelegt, schauten wir in die Weite. Zuerst erkennt man nur die bewaldeten Hügel, kleinere und größere Ortschaften in den Tälern, Straßen, die sich durch den Wald schlängeln. Nach und nach, auch mithilfe des Fernglases, nimmt man Details wahr.

Was mich an diesem Tag aber viel mehr faszinierte, war ein Mäusebussard, dessen Flug wir verfolgen konnten. Ein Traum, wie er sich durch die Windströmungen emporheben ließ, wie er trotz des starken Windes hoch oben in den Lüften an einer Stelle verharrte, mit messerscharfem Blick die Erde ins Visier nahm, um plötzlich ganz unvermittelt senkrecht hinunterzustürzen, sich wieder zu fangen, sich erneut hochtragen zu lassen, mit wenigen Flügelschlägen ein unglaubliches Tempo aufzunehmen.

Wie armselig hingegen mutete da die Drohne an, die zwei verspätete junge Wandersleute an diesem Abend vergeblich versuchten zu starten. Zu starker Wind. So packten sie wieder zusammen und ließen sich wenigstens noch ein Bier munden, bevor sie sich noch vor Sonnenuntergang auf den Rückweg machten.

Das war ihr entscheidender Fehler, denn sie verpassten ein traumhaftes Farbenspiel.

Durch zarte Wolkenbänder verdeckt, zeigte sich die Sonne kurz vor dem Kontakt mit der Horizontlinie noch einmal in voller, leuchtender Pracht. Erst noch strahlend gelb, dann hellorange, dann immer kräftiger orange glühte sie noch einmal auf, ihre Konturen waren ganz klar zu erkennen. Während in den Tälern bereits die Nebel aufstiegen, tauchte sie die Landschaft für eine kurze Weile in ein mystisches Licht. Dann verschwand sie binnen weniger Minuten auf die andere Seite der Erde. Wenn ich nicht gelernt hätte, dass sich die Erde um die Sonne dreht, wäre ich an diesem Abend der festen Überzeugung gewesen, es sei umgekehrt.

Lange noch blieb uns die Helligkeit an diesem Abend erhalten, bis die Himmelskörper am Firmament sichtbar wurden. Wir hatten uns längst in unsere Schlafsäcke eingekuschelt, als sie nach und nach aufblitzten. Der erste Lichtpunkt, der zu dieser Jahreszeit mit bloßem Auge zu erkennen ist, ist kein Stern, sondern ein Planet: Jupiter strahlt nicht von selbst, sondern reflektiert lediglich das Sonnenlicht. Viel weiter entfernt von der Erde leuchten Millionen von Sternen und schicken ihr Licht zu uns. Je dunkler es wurde, desto mehr Sterne tauchten wie aus dem Nichts am Himmel auf. Wundervoll!

Zu viel künstliches Licht schadet Natur und Mensch

Es ist sehr bedauerlich, dass wir aufgrund unserer Licht- und Luftverschmutzung nur einen Bruchteil des Sternen- himmels sehen. Neben der Luftverschmutzung ist die Lichtverschmutzung durch künstliches Licht ein anwach- send ernst zu nehmendes Thema. Künstliches Licht wirkt sich negativ auf die Orientierung von Insekten aus. Schau dir mal bewusst eine Straßenlaterne an, und betrachte ihren »Staubsaugereffekt«. Viele Tausende Insekten »verir- ren« sich im Lichtkegel – und verbrennen sogar. Zählst du am Ende einer Nacht an einer einzigen Laterne die am Boden liegenden Insekten, brauchst du das Ergebnis nur mit der Anzahl der Laternen in Deutschland zu multipli- zieren. Dann geht uns vielleicht endlich ein Licht auf, dass wir (ganz abgesehen von den chemischen Angriffen auf die Insekten in der Landwirtschaft) wesentlich für das Insektensterben verantwortlich sind.

Die Populationsverluste haben tiefgreifende Auswir- kungen auf die weitere Nahrungskette – bis hin zum Menschen: Ein Großteil der Blütenpflanzen ist auf die Bestäubung durch Insekten wie Bienen, Hummeln und Schmetterlinge angewiesen. Dazu gehören auch die Nacht- falter. Ohne Insekten sieht es schlecht aus für uns Menschen. Oder wollen wir unsere pflanzliche Nahrung künftig selbst befruchten?

Ganz nebenbei wirkt sich die unnatürliche Erhellung der Nacht auch direkt auf den Menschen und sein Wohlbefinden aus: Der Schlaf-Wach-Rhythmus wird gestört, und folglich kann es zu gesundheitlichen Problemen kommen. Wir brauchen die Dunkelheit, um uns zu regenerieren.

Im November 2017 erschien in der Süddeutschen Zeitung in der Rubrik »Ökologie« ein Artikel mit der Überschrift: »Forscher warnen vor weltweiter Lichtverschmutzung«. Darin ist zu lesen: »*Etwa 30 Prozent aller Wirbeltiere und mehr als 60 Prozent der wirbellosen Lebewesen sind nachtaktiv. Sie haben Sensoren für extrem schwaches Licht entwickelt und sind oftmals in der Lage, sich mithilfe der Sterne oder des Mondes zu orientieren. Eine helle Straßenlaterne kann all das durcheinanderbringen.*«

Erfreulich ist immerhin, dass das Bewusstsein dieser Art der Verschmutzung wächst und man sich mit den Auswirkungen und hoffentlich auch mit geeigneten Lösungen auseinandersetzt. Auch die Einrichtung von Sternenparks im Wald sind sehr zu begrüßen. Im Pfälzerwald ist ein solcher beabsichtigt. Hier kann der Mensch einmal wieder echte Dunkelheit erfahren.

In der Pfalz sind vor einigen Jahren für kleine und große Abenteurer spezielle Trekkingplätze im Wald eingerichtet worden. Man muss sich zuvor anmelden, bekommt die Koordinaten bekannt gegeben, sodass man den Platz auch findet, und kann dann eine Nacht dort im Freien verbringen. Jeder Platz verfügt über eine feste Feuerstelle, ein Plumpsklo und eine nahe gelegene Wasserstelle. Sonst nichts. Erfreulicherweise nutzen viele junge Leute dieses Angebot. Wem eine Nacht im Freien noch nicht genügt, kann anderntags zum nächsten Trekkingplatz wandern.

Natürliches Licht in der Nacht

Es war schon nach Mitternacht, als man von Dunkelheit sprechen konnte. Zwischenzeitlich musste ich eingeschlafen sein, denn als ich erwachte, war es auf dem Steinplateau wieder hell geworden: Der Mond hatte sich über den Himmel geschoben. Halb voll stand er da und beleuchtete unseren Schlafplatz. Ringsherum war es still, der Wind hatte sich gelegt, nur vereinzelt hörte man einen Waldkauz rufen. Das Mondlicht verlieh diesem Berggipfel mit seinem Tempel etwas Magisches, Unwirkliches. Vielleicht, so kam mir in den Sinn, befanden wir uns gar nicht allein auf diesem Plateau. Vielleicht versammelten sich gerade die Energien unserer Vorfahren um uns herum, vielleicht klagten die Seelen der Soldaten noch heute des Nachts hier über ihre Wunden, vielleicht waren die keltischen und römischen Götter gerade anwesend ...

Die Stimmen der ersten Wanderer holten mich schließlich früh am Morgen in die Realität zurück. Die Sonne war noch nicht aufgegangen. Doch der feine rötliche Schimmer auf der anderen Seite des Berggipfels ließ erahnen, dass es nicht mehr lange dauern würde.

Warum du mal draußen übernachten solltest? Beantworte dir die Frage selbst. Wenn du mir nicht folgen konntest, probiere es selbst einmal aus.

Drei Tage geradeaus

Beim Autofahren trällerte das Lied »Ab in den Süden« aus dem Lautsprecher und stimmte mich nicht froh, sondern eher traurig: Dieses Jahr konnte ich mir wieder keinen Sommerurlaub leisten. Da kam ein Freund zu Besuch. Wir hatten schon früher einige tolle Wandertouren geteilt. Bei einem Glas Rotwein riefen wir uns unsere Erlebnisse in Erinnerung. Da kam mir die Idee: »Sag mal, hättest du nicht Lust, mit mir in den Süden zu wandern? Einfach immer geradeaus?«

Er war gleich Feuer und Flamme. So zogen wir ein paar Tage später los, ausgestattet mit Schlafsack und Plastikplane, mit Wasser, Essen und Kompass. Als die Haustür hinter mir zuschlug, fragte er mich, wo es nun Richtung Süden gehe. Ich kramte den Kompass aus der Tasche hervor und peilte. »Na ja, theoretisch über das Haus da gegenüber.«

Das zumindest, war mit unserer Ausrüstung nicht machbar, geschweige denn erlaubt. So einigten wir uns auf zwei Regeln: Die Privatanwesen umgehen wir. Wir betreten auch nicht die Dickungen im Wald, weil dort Wildtiere Zuflucht vor den Menschen suchen. Aber ansonsten immer geradeaus Richtung Süden!

Am Stadtrand ging es schließlich richtig los. Gleich zu Beginn wartete ein steiler Hang auf uns. Ich kenne mich in den Wäldern um meinen Heimatort Kaiserslautern recht gut aus. So hätten wir genauso gut den schräg ansteigenden Waldweg zum Humbergturm nehmen können. Aber nein: Das war gegen unsere Abmachung. Geradeaus!

Mit dem Gepäck für mehrere Tage auf dem Rücken kraxelten wir also den mit Laub bedeckten Hang hinauf, mal über querliegende Äste oder einen umgefallenen Baumstamm, und kamen schweißgebadet auf dem Höhenrücken an. Die Wanderer, die auf einer Bank rasteten, schauten etwas verwirrt. Doch das störte uns nicht weiter. Dieser Anstieg wäre schon mal geschafft!

Statt bequem lieber spannend

Im Pfälzerwald sind die Berge nicht sehr hoch. Der höchste Gipfel, die Kalmit, misst gerade mal 672,6 Meter. So kann man mit Leichtigkeit mehrere Berggipfel an einem Tag überschreiten. Mehr oder weniger senkrecht hinaufzulaufen, ist allerdings eine recht sportliche Herausforderung! Später stellten wir fest, dass unser erster Anstieg zu den einfacheren Übungen zählte. So aufgeräumt und leicht begehbar wie dieser hohe Buchenwald war es längst nicht überall. Während wir uns bergab ein bisschen erholen konnten, kam mir der Gedanke, ob wir auch wirklich am Naturfreundehaus, das ca. zwölf Kilometer von Kaiserslautern entfernt lag und welches ich für unsere erste Übernachtung ausgewählt hatte, ankommen würden.

»Lassen wir uns doch überraschen! Wir werden schon was finden!«, ermunterte mich mein Begleiter. Und kurze

Zeit darauf rief er: »Hier, schau mal! Ein Wildschweinkiefer!« Da lag tatsächlich ein länglicher Knochen mit großen Backenzähnen auf dem Waldboden. Wir bestaunten den Fund. In diese Fänge wollte ich wirklich nicht geraten.

Bald gelangten wir zu einer Dickung. Ein Durchkommen wäre nicht möglich gewesen, und wir hatten ja sowieso unsere Regeln. Privatgebiet der Tiere! Da roch es plötzlich nach Wildschwein! Der typische Geruch nach Liebstöckel war nicht zu verkennen.

»Psst! Ich glaube, da vorne sind sie!«, flüsterte ich. Tatsächlich. Eine ganze Rotte Wildschweine verweilte im Halbdunkel des Jungwaldes. Eine Bache mit ihren Frischlingen! Wir erkannten die Kleinen an den hellen Längsstreifen auf dem Fell. Während sie sich gegenseitig neckten und quiekten, hatte die Mutter ihre Schnauze im Erdboden vergraben und stöberte offensichtlich nach Würmern und Larven. Sie hatte uns noch nicht entdeckt, und auch der Wind stand günstig für uns. So entfernten wir uns ganz leise und machten einen großen Bogen, um sie nicht weiter zu stören. Mit einer Bache ist nicht zu spaßen, vor allem, wenn sie sich und ihre Jungen bedroht fühlt.

Nun ging es auf etwas schlammigem Untergrund weiter und durch mannshohes Adlerfarn hindurch. Die Fährten auf dem feuchten Waldboden verrieten, dass auch hier ein Wildschweinrevier sein musste. Zuvor hatten wir am Bach schon die Suhlen (Schlammmulden) am Ufer entdeckt. Die in der Nähe stehenden Rotbuchen wiesen an der Rinde Schlammspuren auf, Zeichen davon, dass sich die Tiere hier nach dem Bad wetzen. Mahlbäume also.

»Schau mal! Was ist denn das für Kot?«, fragte mein Begleiter. Diese Anhäufung recht großer einzelner Knoddeln, manche auch zusammengebacken, hatte ich auch noch nicht gesehen. Später schaute ich in meinem »Losungsbuch« nach: Es war Rothirsch-Losung.

Wer einmal das Röhren eines Hirsches gehört hat, weiß, wie eindrucksvoll dieser »Ruf« tönt. Beim ersten Mal hatte ich mich tatsächlich etwas gefürchtet, so schaurig klang es. Mittlerweile empfinde ich das Röhren des Rothirsches als etwas ganz Besonderes, etwas Wildes, Ursprüngliches, das es zum Glück immer noch in unseren Wäldern gibt.

Nach weiteren Auf- und Abstiegen – wir hatten gerade erfreut eine ganze Menge Walderdbeeren entdeckt und damit begonnen, einige zu pflücken – hörten wir Motorengeräusch. Die Straße. Kontakt zur Zivilisation. Dabei hatte ich mich gar nicht danach gesehnt. Wir sammelten noch ein paar Beeren und packten sie in die Dose. Dann querten wir die Straße und nahmen den nächsten Hang in Angriff.

Kreuz und quer lagen da die Äste und Baumstämme herum, kleinere und größere Felsbrocken zierten zudem den Hang. Wir zogen uns an dünnen Baumstämmchen hoch, krabbelten auf allen vieren, umkletterten die Felsen, duckten uns vor niederhängenden Ästen – ein Hindernislauf vom Feinsten, und das bergauf.

Schon länger hatten wir nicht mehr auf den Kompass geschaut, und durch das Ausweichen vor den Felsbrocken war ich mir nicht mehr ganz sicher, ob wir noch auf der Spur waren. Egal. Jetzt ist jetzt. Schnaufend und schwitzend ging es weiter, bis wir auch diesen Hang bezwungen hatten. Pause. Trinken. Heute weiß ich nicht mehr genau, ob noch ein Tal dazwischenlag, aber irgendwann gegen späteren Nachmittag hatten wir wieder eine Höhe erreicht. Das Naturfreundehaus liegt eigentlich im Tal. Also würde es wohl heute noch ein gutes Stück weitergehen.

Ein wunderbarer Übernachtungsplatz

Ich schaute mich um. »Da vorn an der Waldlichtung steht eine Hütte!«, rief ich. Wir waren auf eine wunderschöne Holzhütte mit Veranda, Holztischen und -bänken sowie einer Feuerstelle gestoßen.

»Das ist ja ideal für die Übernachtung!«, erwiderte mein Wanderkumpel erfreut. Nach einem kurzen »Ja, aber ...« bekam ich auch Lust auf dieses kleine Abenteuer. Man darf im Pfälzerwald nicht einfach wild übernachten, geschweige denn irgendwo ein Feuer machen. Deshalb war mir schon ein bisschen mulmig zumute. Nun gut, die Waldhütte gehörte wohl jemandem, aber sie war frei zugänglich, und wir würden ja nichts kaputt machen, keinen Abfall hinterlassen.

Mein Freund hatte unterdessen schon seinen Schlafsack auf der Veranda ausgebreitet und bat mich darum, mit ihm Feuerholz zu sammeln. Feuermachen ist eine Kunst. Und die beginnt mit der Auswahl des richtigen Holzes. An diesem Tag fiel es uns leicht, denn überall lagen trockene Buchenäste herum. Zudem hatte es nicht geregnet. Bei Regen sind am Boden liegende Äste nicht sehr geeignet. Da muss man schon nach oben greifen, um im Baum hängendes totes Geäst herunterzuziehen. Die gesammelten

Äste zerbrachen wir in kleinere Stücke und legten sie auf einen Haufen neben der Lagerfeuerstelle. Dann holte ich die Utensilien zum Feuermachen aus dem Rucksack. Wir wollten uns einmal wieder im Feuerbohren, also dem Feuermachen auf steinzeitliche Art, üben.

Da vernahmen wir von der Lichtung her das Knirschen von Autoreifen auf dem geschotterten Waldweg. Der grüne Jeep bog im Schritttempo auf den Weg direkt zur Hütte ein. Mir gefror das Blut in den Adern. Sie wollten tatsächlich zu uns! Ein Mann und eine Frau stiegen aus, beide in grüner Kleidung.

Jetzt müssen wir uns gleich eine Standpauke anhören, dachte ich. Aber welch Überraschung! Sie grüßten uns freundlich, meinten, es sei ein sehr schönes Plätzchen, was wir natürlich bejahten, und fragten, was wir hier vorhaben. Die Frau interessierte sich gleich für das Feuerbohren. Unsere Vorrichtung, so meinte sie, sei viel zu kompliziert. Sie nehme immer einen geschnitzten Ast und drille diesen zwischen den Händen, während er sich auf dem Stück Holz am Boden reibe und so ein Funke entstehe. So hatten wir gleich eine gemeinsame Wellenlänge gefunden. Sie seien öfter hier in der Gegend, es sei ihr Revier, erzählte uns die Frau. Neuerdings kämen hier ständig Jugendliche vorbei, um wilde Partys zu feiern und den Müll einfach liegen zu lassen. Die Essensreste in den Verpackungen, aber auch die Glasscherben auf dem Boden seien einfach problematisch für die Wildtiere, und für sie sei es nicht gerade erbaulich, jedes Mal den Abfall einsammeln zu müssen. »Wir nehmen alles wieder mit. Das ist für uns selbstverständlich«, versicherte ich.

»Na, dann habt einen schönen Abend«, wünschten sie uns und stiegen wieder in ihren Jeep. Etwa zwei Stunden später, es dämmerte gerade, bekamen wir erneut Besuch. Ein Auto, Musik voll aufgedreht, und mindestens fünf Insassen. Auch sie bogen in den Weg zur Hütte ein, sahen offensichtlich die Flammen unseres Feuers leuchten, drehten sofort um und verschwanden dorthin, wo sie hergekommen waren.

Überlandwandern

An diesem Abend gab es keine weiteren besonderen Vorkommnisse, außer dass wir große Freude an unserem kleinen Lagerfeuer hatten, dass uns die selbst gebackenen Pfannkuchen, diesmal mit Walderdbeeren, köstlich mundeten, dass der Waldkauz in der Nacht rief und dass wir ziemlich hart gebettet schliefen. Aber wenn man keine Isomatte mitgenommen hat und die selbst zusammengestellte Matratze aus Laub irgendwann durchgelegen ist, wird man es beim nächsten Mal bestimmt anders machen.

Am anderen Morgen entschieden wir, von unserer Route etwas abzuweichen und zum Brunch doch noch im Naturfreundehaus einzukehren. Weiter ging es dann querfeldein mit der Nase Richtung Süden, über Stock und Stein, durch Wald und – siehe da – auch durch offene Landschaft. Eine neue Erfahrung. Wildwiesen waren nicht das Problem. Aber angepflanzte Äcker? Wir beschlossen eine weitere Regel und umwanderten fortan die Anbauflächen. Schließlich wollten wir nicht auf unser aller Essen herumtrampeln. Es war wunderbar, nun den Weitblick über die Hügel genießen zu können. So würden wir unsere Richtung gut einhalten können. Heute begann das Wochenende, und in der Pfalz feiert man gern. Die vielen am Feldrand und in der Wiese parkenden Autos verrieten es: ein Dorffest! Das kam uns gerade recht!

Mit gut gefülltem Magen und einer Pfälzer Weinschorle im Blut nahmen wir die nächsten Hügel in Angriff. Längst war es mir egal geworden, ob wir nun strikt in Richtung Süden wanderten oder nicht. Hauptsache, »über Land«. Es ist ein unbeschreibliches Gefühl der Freiheit und des Glücks. Im Hier und Jetzt sein, nicht an Gestern denken, auch nicht an Morgen. Leider hatten wir auch nicht daran gedacht, bei dem Fest unsere Wasserflaschen aufzufüllen, und auf der Wanderkarte war keine Quelle eingezeichnet. So blieb uns nichts anderes übrig, als noch einmal zurückzulaufen und an einem der letzten Häuser zu klingeln. »Ob Sie uns vielleicht etwas Wasser geben könnten?« Noch nie hatte ich jemandem eine solche Frage gestellt. Jetzt war sie wesentlich.

Wasser von oben

Das Wasser war wesentlich – und ist es immer für uns. Warum wir es so verschmutzen, ist für mich unerklärlich. Dass Schutz auch wesentlich für uns ist, wurde uns an diesem Abend ebenso deutlich.

Es war ein wunderbarer, lauer Abend, sodass wir uns entschieden, auf dem freien Feld zu übernachten. Ich hatte einen alten Heuwagen entdeckt. Während mein Wanderfreund es sich im Gras bequem machte, zog ich vor, mich auf den Wagen zu legen. Vom Feldrand aus konnten wir in der Dämmerung den Fuchs schleichen sehen und durften die Rehe beim Äsen beobachten. In der Nacht war es sternenklar, ein herrliches Firmament spannte sich über uns. Ich kuschelte mich in meinen Schlafsack und verfiel in eine Art Dämmerschlaf. Einige Stunden später war ich jedoch hellwach. Wolken hatten den Himmel überzogen, und der nassen Oberfläche meines Schlafsackes nach zu urteilen, musste es schon eine Weile geregnet haben. Kurzerhand weckte ich meinen Freund. Etwas mürrisch verfrachtete auch er Rucksack und Schlafsack unter den Heuwagen, der uns nun als Dach diente. So konnten wir doch noch den Rest der Nacht einigermaßen geruhsam schlafen.

Wer schon einmal bei Regen gezeltet hat, kann annähernd nachvollziehen, wovon ich jetzt spreche: Am nächsten Morgen war alles klamm. Der Schlafsack, der Rucksack, die Wanderschuhe. Doch die Sonne strahlte über das Feld, und nach einer Tasse heißem Tee hatten wir wieder Lust weiterzuwandern. Wir zogen die Wanderschuhe an, kramten noch ein trockenes T-Shirt aus einer Plastiktüte im Rucksack, und auf ging es. Irgendetwas drückte mich heute im Schuh. Wir hielten an einer Bank an, und ich schaute nach. Was ich dann erlebte, vergesse ich nie. Ich zog den Schuh aus, und beim Herausziehen staunte ich nicht schlecht, wie mein Strumpf aussah. Er war ganz klebrig, mit Schleim überzogen. Und was kam da zum Vorschein, als ich den Schuh ausklopfte? Eine total zerdrückte Nacktschnecke! Aber so lernt man eben: In der Wüste hängt man die Schuhe des Nachts im Zelt auf, damit die

Skorpione nicht hineinkrabbeln. Bei uns sollte man die Schuhe wegen der Nacktschnecken aufhängen. Mittlerweile habe ich übrigens immer ein paar dünne Plastiktüten dabei. Sind Schuhe und Strümpfe nass, kann man den Fuß in die Tüte packen und die nassen Socken darüberziehen. So badet man wenigstens nur im eigenen Fußschweiß.

Nach vielen weiteren schönen und erzählenswerten Erlebnissen fuhren wir mit dem Zug zurück. Drei Tage Richtung Süden zu wandern war für uns tausendmal ereignisreicher gewesen als eine Woche Strandurlaub.

> Wenn du nicht weißt, wo deine Grenzen sind, wenn du nicht weißt, dass du Instinkte hast, wenn du nicht weißt, wie du dich spüren kannst, lebst du auch nicht richtig.

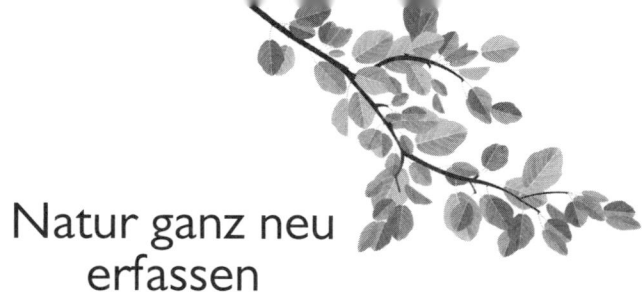

Natur ganz neu erfassen

Fengshui im Wald

Fengshui ist eine Harmonielehre aus China. Sie kam mir in den Sinn, als ich meine neue Wohnung gestalten wollte. Mit Fengshui kann eine angenehme Wohnatmosphäre geschaffen werden, indem man zum Beispiel die Anordnung der Möbel, deren Form und Farbe, die Höhe der Lichtquellen und die Ausrichtung der Wohnung und der Räume nach den Himmelsrichtungen berücksichtigt. So soll das Chi, die Lebensenergie, besser fließen. Ob es mir in meiner Wohnung bis ins Detail gelungen ist, weiß ich nicht genau. Aber ich fühle mich recht wohl darin.

Der historisch ältere Begriff von Fengshui nennt sich »Kanyu«. Er umfasst die Beobachtung, Analyse und Gestaltung der Umgebung, mit der Absicht, ihre Vitalität und Stabilität zu erhöhen. Übersetzen kann man es auch mit »den Berg und das Land betrachten und bewerten« bzw. »den Himmel und die Erde beobachten«. Fengshui hat also seine Ursprünge in der Naturbeobachtung.

Harmonie und Disharmonie im Wald

Einer Wandergruppe stellte ich die Aufgabe, im Wald mindestens einen harmonischen Platz zu suchen. Weiter erklärte ich nichts. Wir fanden einige Plätze, bei denen wir uns einig waren: Hier herrscht Harmonie. So standen ein paar junge Tannenbäumchen, kaum einen halben Meter hoch, umrahmt von ihrer Familie. Daneben ragten ein paar Laubbäume in den Himmel. Die großen Bäume bekamen ausreichend Licht, die jungen Bäumchen hingegen waren etwas beschattet, aber offensichtlich reichten die vereinzelten Sonnenstrahlen aus, damit auch sie sich gut entwickeln konnten. Auch Farne und verschiedene Moose konnten hier gedeihen, denn der Boden war feucht. Offensichtlich war hier vor Jahren ein Baum umgefallen. Auf seinem fast verrotteten Wurzelstock hatten sich Pilze angesetzt. Aus der »Großmutter« wuchsen Buchenschösslinge hervor.

Auf der anderen Seite des Weges fanden wir nichts Harmonisches, sondern nur eine eintönige Monokultur aus Douglasien. Zum Glück ist man von dieser Art Waldbewirtschaftung mittlerweile abgerückt. Disharmonie findet man in vielen Waldgebieten, etwa wenn mit großen Erntemaschinen, den sogenannten Harvestern, das Holz geerntet wird. Auch wenn man nicht mehr ganze Waldflächen auf einmal abholzt, sondern nur einzelne Bäume entnommen werden, sieht es hinterher oft aus wie auf einem großen Schlachtfeld. Wenn ich allein unterwegs bin, habe ich dann das Gefühl, das Wehklagen des Waldes zu hören.

Der Spagat der Forstwirtschaft

Ja, die Forstwirtschaft hat einen großen Spagat zu leisten. Der Mensch braucht das Holz für vielfältige Zwecke. Gleichzeitig soll der Wald als Ökosystem, in dem Tiere und Pflanzen ihr geschütztes Zuhause haben, bewahrt werden. Und natürlich dient er dem Menschen als Erholungs- und Freizeitgebiet. Klimawandel und die fortschreitende Umweltverschmutzung sind weitere Faktoren: Die Zukunftsplanung der Forstwirtschaft ist alles andere als einfach. Dabei gilt es, nicht nur ein paar Jahre vorauszudenken, sondern mindestens 200, wenn nicht noch viel mehr.

Der Begriff der »Nachhaltigkeit« stammt nicht umsonst aus der Forstwirtschaft. Hans Carl von Carlowitz schrieb bereits 1713 in seinem Buch »Silvicultura oeconomica« oder »Haußwirthliche Nachricht und Naturmäßige Anweisung zur wilden Baum-Zucht«, dass nur so viel Holz gefällt werden darf, wie jeweils nachwachsen kann.

Aber so einfach ist es nicht. Man kann an einem Tag 100 Bäume fällen und am selben Tag 100 neue pflanzen. Wenn man dies Tag für Tag fortführt, ist der Wald trotzdem erst einmal abgeholzt, und es dauert Jahrzehnte, bis ein neuer herangewachsen ist. Es braucht daher ein gutes Gespür und Feingefühl für ökologische Zusammenhänge. Heutzutage gibt es kaum noch vom Menschen neu angepflanzte große Waldflächen. Man lässt den Wald sich selbst verjüngen. Eine gute Entscheidung.

Der Wald zeigt uns, wie die Lebensenergie (Chi) wieder fließt. Die »harmonischen Plätze« im Wald verdeutlichen es uns. Wenn seine Energien fließen können, wird er, so stelle ich mir vor, auch besser gedeihen. Wünschenswert wäre daher, wenn wir bei der künftigen Waldnutzung und -gestaltung, aber auch der sonstigen Landschaftsplanung mehr auf »Harmonie« achten.

Mein Baum

Die folgende Begebenheit im Wald soll dir verdeutlichen, was möglich ist, wenn man die eigenen Wahrnehmungspforten geöffnet hat. Du wirst selbst eigene Erfahrungen im Wald und in deiner Umgebung machen. Freu dich drauf!

Ein Baum unter Hunderttausenden

Es war an einem Faschingsdienstag. Von Freunden, im Radio und in der Zeitung hatte ich von den vielen Faschingsveranstaltungen der Umgebung erfahren, an denen man teilnehmen konnte. Aber ich hatte keine Lust darauf und wollte nicht in irgendeine Rolle schlüpfen und an Aschermittwoch dann »alles vorbei« sagen. So holte ich einfach meine Wanderschuhe hervor und packte meinen Rucksack. Heute wollte ich in der näheren Umgebung einfach mal wieder nur allein sein.

Der Wald nahm mich freundlich auf. Die Wanderwege waren weich, es herrschten Temperaturen über null Grad. Entsprechend der Jahreszeit bedeckte noch etwas Schnee den Waldboden, und die Sonne erhellte den winterlichen Wald. Einmal wieder durchwanderte ich die Karlstalschlucht, den sogenannten »Romantischsten Wanderkilometer der Pfalz«. Das wunderbare sanfte Plätschern der Moosalb begleitete mich dabei. Ja, es war eine gute Entscheidung, heute in den Wald zu gehen. Der letzte Sturm hatte wohl einige Bäume umgefegt. Einige davon waren über den Weg gefallen, und so bog ich vorsichtig die ausladenden Äste zur Seite, um meinen Weg fortzusetzen. Dieser führte mich schließlich auf einen schmalen Pfad. Ich fühlte mich sehr wohl in dieser Umgebung. Sonne, Wald, die ersten Vögel zwitscherten schon und kündigten den Frühling an. Da überkam mich das Bedürfnis, einen Baum zu umarmen. Einer der nächsten Bäume sollte es sein.

Zwei Buchen standen nahe beieinander, eine davon trug ein Wegezeichen. Sie wollte ich nicht. Die andere Buche, ja, die! Ich näherte mich ihr. Und gerade, als ich sie umarmen wollte, entdeckte ich auf ihrem Stamm, genau auf Augenhöhe, folgende drei eingeritzte Buchstaben: INA. Wenn jemand mein Gesicht gesehen hätte, wäre er ziemlich erstaunt gewesen. Mir fiel nämlich gerade die Kinnlade herunter. Das gibt es nicht! Doch! Das gab es! Genau diesen Baum hatte ich mir zum Umarmen ausgesucht!

Nun kommt mein Vorname ja nicht allzu häufig vor. Ich danke noch heute meiner Mutter, dass sie ihn für mich ausgewählt hat. Und im Pfälzerwald stehen Hunderttausende von Bäumen. Mit ziemlicher Sicherheit gibt es nur einen einzigen Baum, der meinen Namen trägt.

Voraussetzungen für die Intuition

Für mich stellt dieses Erlebnis ein Beispiel für Intuition dar: Intuitiv hatte ich diesen Baum gefunden. Ich war mit mir im Reinen, fühlte mich wohl in der Umgebung. Ich hatte meine Sinne geöffnet, war im Hier und Jetzt. Ich hatte keinen Plan, kein Ziel, das ich heute unbedingt erreichen wollte. Zwischen der Entscheidung, einen Baum umarmen zu wollen, und der Umarmung selbst lagen keine zwei Minuten.

Ja, das war mein Baum! Eine mütterliche Buche, eine Buche, die mir zeigte, dass ich eine gute Verbindung zum Wald habe. Der Wald trägt mich – auch zu dir, denn ich kann dir mit voller Überzeugung den Wald nahebringen. Der Wald kommuniziert mit uns – wenn wir nur dafür offen sind.

Ich umarmte diesen Baum, und mir flossen die Tränen. Es waren keine Tränen der Traurigkeit, sondern Tränen der Freude. Danke, Wald, dass du mich darin bekräftigt hast, dass ich auf dem richtigen Weg bin.

Nun mögen Skeptiker sagen, dass hier einfach vor Jahren ein Verehrer diese drei Buchstaben in den Baum geritzt hat. Das mag durchaus sein. Oder dass es noch eine Namensvetterin gibt, die sich hier verewigen wollte. Ich war es jedenfalls nicht, weil es mir fernliegt, Bäume anzuritzen und damit zu verletzen. Fakt ist, dass ich diesen Baum gefunden habe – auf ganz besondere Weise: Ich hatte unbewusst den Verstand ausgeschaltet und mich führen lassen – von wem und was auch immer.

Die Intuition ist Teil kreativer Entwicklungen. Die Vorstufen davon sind Imagination und Inspiration.

»Intuition« kannst du nicht herbeirufen.
Du kannst aber Voraussetzungen dafür schaffen.
Lass dich inspirieren.

»Inspiratio« ist Lateinisch und bedeutet »Beseelung, Einhauchen«. »Inspirare« setzt sich zusammen aus »in« – hinein und »spirare« – hauchen, atmen. Auch der »Spiritus«, der Spirit, der Geist, die Seele, stecken in diesem Wort.

Ich gehe gern mit Kindern in den Wald, weil Kinder neugierig sind. Das ist eine tolle Voraussetzung, um ihnen etwas nahezubringen. Auch, wenn sie mit Handys ausgestattet sind, wenn ihr Kopf voll ist mit Videos und Computerspielen, kann man sie recht schnell vom Wald begeistern. Und ich meine wirklich be-»geist«ern, ihnen einen neuen »Geist« nahebringen. Sie lassen sich gern in-spirieren.

Waldspiele mit Kindern

Haben sie sich erst einmal etwas ausgetobt, kann man ihre Aufmerksamkeit lenken. Dazu schlage ich gern ein Spiel vor. Der eine nimmt die Rolle der »Kamera« ein, der andere die Rolle des »Fotografen«, übrigens ein typisches Spiel der Waldpädagogik. Der »Fotograf« führt nun seine »Kamera«, die er mit geschlossenen Augen an der Hand geführt wird, zu einem besonderen Motiv, das der Fotograf selbst ausgewählt hat. Das kann ein knorriger Baumstumpf sein, eine Verwachsung am Baum, eine besondere Blüte, ein Mistkäfer, irgendein Pilz. Der Fotograf stellt die Kamera ein. Vielleicht muss er dabei mit seinen Händen sanft den

Kopf der Kamera drehen. Oder die Kamera wird aufgefordert, in die Hocke zu gehen. Anschließend drückt der Fotograf auf der Schulter der Kamera den Auslöseknopf. Die Kamera öffnet für drei Sekunden die Augen. Der Fotograf zählt laut mit. Dann muss die Kamera wieder die Augen schließen. So findet der Fotograf für die Kamera zehn verschiedene Motive. Danach werden die Rollen getauscht. Ist das ausgewählte Motiv ein Hundehaufen, wird natürlich laut gelacht!

Nach der Übung kommen wir in der Gruppe wieder zusammen, und jeder berichtet, was er als Kamera gesehen hat. In den allermeisten Fällen können sich die Kinder sehr gut an die Bilder erinnern. Auf diese Weise kann man Kinder schnell ins Hier und Jetzt bringen. Und es bereitet noch dazu viel Spaß. Übrigens lässt sich dieses Kameraspiel auch bei einem Familienspaziergang gut einbauen.

Sind die Kinder gedanklich »angekommen«, geht es schon los mit ihren Fragen: Was ist das für ein Käfer? Warum ist da ein Loch im Baum? Wer wohnt da drin? Wohin laufen die Ameisen auf der Ameisenstraße? Was stinkt denn da so? Kann ich mit den Füßen in den Bach? Dürfen wir den Bach stauen?

Diese Offenheit, Neugierde und Begeisterungsfähigkeit fasziniert mich immer wieder. Ich bestärke sie gern darin. »Ja, ihr dürft den Bach stauen!« Wenn die Eltern ihre Kinder später abholen, sind die Sprösslinge dreckig und zum Teil nass (im Sommer macht es ja nichts aus). Aber, und das ist das wirklich Wesentliche, die Kindergesichter strahlen!

Durch Erzählungen in die Kreativität kommen

Bei einer Eltern-Kind-Veranstaltung in einer Jugendherberge hatte ich Lehm mitgebracht. Jeder Teilnehmer, ob Kind oder Erwachsener, bekam ein Stück Karton als Unterlage und einen Batzen Lehm. Aus Lehm kann man bekanntlich vielerlei Formen herstellen. Die ersten Ergebnisse der Eltern waren drei Kugeln, die zu einer Art Schneemann aufgebaut wurden. Die Kinder klopften unterdessen den Lehm platt, hatten Freude daran, den eigenen Lehmklumpen in den Händen zu drücken, den Lehm durch die Fingerzwischenräume zu quetschen, ihn zu Würsten zu rollen oder ihn mal in die eine, mal in die andere besondere Form zu bringen, um sie gleich wieder zu verwerfen und neu zu beginnen.

Ich erzählte dazu die Geschichte von den »Elwetritschen«, einem Fabelwesen aus dem Pfälzerwald, ähnlich den Wolpertingern in Bayern. Was kamen da anschließend für tolle Gebilde heraus! Auch die Erwachsenen brachten, inspiriert durch die Geschichte, erstaunlich interessante Elwetritsche hervor. Vielleicht hatten sie aber erneut ein Bild im Kopf, denn das Fabelwesen ziert auch eine Biermarke.

Imagination und Inspiration

Kinder sind begeisterungsfähig. Sie stecken noch nicht in festgefahrenen Strukturen und Gedankenmustern fest.

Auch haben sie noch nicht so viel Erfahrung, leben mehr spontan und im Augenblick. Sie testen erst einmal aus und lernen das Material, mit dem sie werken, kennen, indem sie es »be-greifen«. Sie machen sich vertraut mit dem, was sie gerade vorfinden. Dann erst geht es los. Egal ob Kind oder Erwachsener: Um begeistert zu sein, braucht es zunächst einmal Aufmerksamkeit, dann einen Impuls. Ihm folgt die Imagination und später die Inspiration. Ist der Mensch erst einmal inspiriert, sind auch der Kreativität alle Türen geöffnet.

»Imagination« ist, wie ich es verstehe, ein gedanklich überarbeitetes und weiterentwickeltes Abbild von dem, was man selbst bereits vor Augen hatte. Man trägt schon ein »Bild« – auf Lateinisch »imago« oder auf Englisch »image« – in sich. Wie die Erwachsenen mit ihrem Schneemann eben. Wahrscheinlich hatten einige davon bereits einen mit ihren Händen geformt.

Bei der »Inspiration« wird man nach der Erfahrung der Imagination von einer neuen Idee überwältigt. Das vorangegangene Erlebnis hat dich »inspiriert«, angestoßen. Oft ist man selbst überrascht, was sich alles daraus ergibt.

Der Wald ist eine einzigartige Inspirationsquelle

Als ich noch in Großstädten wohnte, nutzte ich oft die Gelegenheit, um die unterschiedlichsten Museen zu besuchen. Besonders spannend finde ich auch heute noch Museen der modernen Kunst. Hier bekomme ich wahrlich

»Inspiration«. Oft geht es den Künstlern nicht um das Schöne, das Ästhetische, sondern darum, den Betrachtern einfach nur Anstöße zu geben, damit diese womöglich Neues daraus entwickeln können. Da fällt mir ein: Ich muss unbedingt einmal wieder einen Museumsbesuch einplanen. In der Zwischenzeit gehe ich in den Wald.

Vielleicht sitzt du jetzt gerade in deiner Wohnung. Dann schau dich einmal um. Wie viele Formen entdeckst du? Da steht der eckige oder runde Tisch, kantige Stühle, eine runde Lampe hängt von der Decke, die Stehlampe ähnelt eher einem Quader, die Vorhangstange ist gerade, der Teppich vielleicht oval, der Fernseher oder Computer wiederum rechteckig, die Couch … das Bücherregal … Wenn da nicht der eine oder andere Deko-Artikel wäre oder vielleicht sogar ein Blumenstrauß auf dem Tisch, wärst du nur von einigen wenigen einzelnen Formen umgeben. Was meinst du: Um wie viel mehr Formen und Formenkombinationen findest du dagegen im Wald?

Visuelle Reize regen uns an, fordern unser Gehirn. Im Wald triffst du auf eine unglaubliche Vielfalt an Formen. Und dennoch überfluten sie dich nicht. Es ist offensichtlich die Kombination aus verschiedenen Reizen, die für uns so inspirierend sein können, in Verbindung mit dem beruhigenden Grün, der Stille bzw. dem Wohlklang des Vogelgezwitschers, dem Rauschen des Windes oder des Regens, den unterschiedlichen Düften.

Übrigens: Blickst du über das Meer oder die Berggipfel, wirst du ganz anders inspiriert, als wenn du zwischen den Bäumen stehst. Möchtest du Grundsatzideen empfangen, suche dir eine weite Landschaft aus. Ideen für den direkten

Alltag erhältst du mehr »mittendrin«. Überlege dir, was du empfangen möchtest, dann wähle die Art der Landschaft, die Art des Ausblickes aus. Lass dich inspirieren! So öffnest du auch deiner Kreativität die Tür und kannst Neues erschaffen, neue Wege beschreiten.

Exkursion in die Nordländer

Norwegen hat mich von meinen bisherigen Reisen am meisten inspiriert. Gerade in den Nordländern kann man eine sehr gute Verbindung mit der Natur aufnehmen. Vor einigen Jahren hatte ich bereits mit einer organisierten Reisegruppe das Nordkap besucht. Seit dieser Zeit fühle ich eine besondere Anziehungskraft zu den Nordländern. Man kommt schon allein durch die besondere Geologie und den Wasserreichtum den Urkräften viel näher als in Deutschland. Aber auch die ungewohnten Lichtverhältnisse lassen uns wieder bewusst werden, dass wir Menschen uns in die Natur einzubinden haben.

Im Sommer 2017 stand Südnorwegen auf unserem Reiseplan. Organisiert zu werden bedeutet zwar Komfort, aber gleichzeitig auch wenig Freiraum. Deshalb entschieden wir uns, mit dem eigenen Fahrzeug die lange Reise in den Norden aufzunehmen. Den letzten Anstoß dazu gab das Angebot eines Naturseminars zur Wahrnehmungsschulung, das meine Neugierde geweckt hatte.

Eintauchen ins Nordland

Wenn ich Norwegen mit ein paar Schlagworten beschreiben soll, dann so: Es ist ein Land des Wassers, ein Land der Felsen und Steine, der Gletscher, der Trolle und Elfen, Land der alten Zeit, Land der Urkräfte. Es ist ein Land, bei dem man in ganz besonderem Maße in die Gewaltigkeit, die Schönheit und die Rauheit der Natur eintauchen kann.

Norwegen ist auch ein Land der Campingbusse. Wer dieses Land kennenlernen möchte, sollte nicht nur einen einzelnen Platz aufsuchen, sondern genügend Zeit mitbringen, um umherzureisen und sich die vielen Sehenswürdigkeiten anzuschauen.

Noch nie zuvor habe ich so viele Wasserfälle in kurzer Zeit gesehen. Von hoch oben aus den Schnee- und Gletscherfeldern strömt das eiskalte Wasser herab, erst in kleineren Bächen, über glatte Felswände leckend, in bereits ausgewaschenen Rinnen sich weiter sammelnd, dann gewaltig tosend und brausend, zwischen Felsblöcken hindurch, bis hinunter ins Tal sich ergießend, sich dort im ebenso eiskalten Fluss mit anderen Wässern vermischend oder direkt in den Fjord eintauchend, um schließlich ins weite Meer zu gelangen. In Landschaften wie der Hardangarvidda bleiben einzelne Schneefelder das ganze Jahr über liegen.

Beim Anblick der Wasserfälle überkommt einen eine besondere Ehrfurcht und Respekt vor diesem Element. Tritt man ganz nah an einen gewaltigen Wasserfall heran, kann man sogar die Gischt auf der Haut fühlen, die Feuchtigkeit in der Luft atmen. Unter Umständen taucht auch eine gewisse Angst auf: Wenn ich einen Schritt weiterginge, wäre ich weg.

Es verhält sich wie mit allen Elementen. Feuer, Erde, Luft und Wasser. Feuer hilft uns, uns zu wärmen und unsere Mahlzeiten aufzubereiten. Doch wehe, wenn es überhandnimmt! Die Erde nährt uns, doch wehe, wenn sie sich in großem Maße in Bewegung setzt (Erdbeben, Vulkanausbruch, durch Menschen begründete Erosion). Luft brauchen wir zum Atmen, doch wehe, wenn ein Orkan aufkommt. Der Mensch besteht zum überwiegenden Teil aus Wasser. Es ist unser Lebenselixier. Doch wehe, wenn es Überschwemmungen gibt. Es gehört einfach ein respektvoller Umgang mit den Elementen dazu – und das Wissen um die Gefahren für unser Leben.

In Norwegen findet man gigantische Felsblöcke, die über Jahrmillionen hinweg erodierten und von Eismassen abgeschliffen wurden. In den entstandenen Felsritzen und auf Absätzen hat sich Humus angehäuft, sodass schließlich Pflanzenwachstum möglich wurde. Ich bin immer wieder erstaunt, unter welchen unwirtlichen Bedingungen sich Bäume ansiedeln können. Auf den ersten Blick erscheint der Berg wie ein normaler Berg, wie wir ihn kennen, schön begrünt mit Tannen und Kiefern, Buchen, Eichen, Birken, Sträuchern und Moosen. Schaut man genauer hin, erkennt man bald, dass unter der äußerst dünnen Humusschicht der Untergrund hart ist, steinig, unwirtlich.

Geologie

Ich hatte einmal einen Geologen befragt, wie sich die Berge im Pfälzerwald wohl geformt haben mögen. Die Pfalz ist ganz anders entstanden als die Berge Norwegens – nämlich aufgrund von zu Stein gewordenem Sand (ausgenommen der Donnersberg). Vor ca. 250 Millionen muss die Pfalz knapp oberhalb des Äquators gelegen und wüstenähnliche Form gehabt haben. Im Laufe der Zeit erfolgten Erdplattenverschiebungen, und die Pfalz wanderte Richtung Norden. Die heutige Landschaftsform entstand durch Erosion: Weicheres Gestein bzw. verfestigter Sand wurde von Wind und Wasser abgetragen. Das harte Gestein blieb übrig und stellt heute den Kern eines Berges dar. Die sanft abfallenden Hänge sind dadurch entstanden, dass der abgetragene Bestandteil wie bei abgehenden »Muren« einfach schräg liegen blieb. Darauf konnte sich dann die Pflanzenwelt ansiedeln. Sie trug dazu bei, dass durch Absterben und Neuwuchs immer weiterer Humus gebildet wurde, sodass heute eine dicke Erdschicht auf unseren Bergen liegt, und wir speziell im Pfälzerwald auf wunderbar federndem Waldboden wandern können.

Das Grundgestein Norwegens schätzt man hingegen auf 3,5 bis 1,1 Milliarden Jahre. Es ist einstmals flüssiges Erdinneres, erkaltet zu hartem Stein, zum Teil durch Plattenverschiebungen weiter geformt, überlagert von riesigen Eismassen, von Wind und Wasser weiter geformt.

Wer durch die rauen, felsigen Landschaften Norwegens reist oder auch wandert, wird sich unweigerlich irgendwann Gedanken über die Entstehung der Landschaftsformung machen. Und er wird sich vielleicht bewusst, dass die Felsen, die er sieht, nur die »Haut« des flüssigen, wabernden Inneren unseres Erdenballs ist. Die Landschaft strahlt eine unglaubliche Kraft aus, eine Urkraft, mit der wir hier in Deutschland kaum in Kontakt kommen.

Angesichts dieser gewaltigen Felsen und der Wasserkraft, die man in Norwegen vorfindet, ist es auch verständlich, dass die Bevölkerung dort an Trolle, Elfen und andere Naturgeister glaubt. Der Begriff Troll kommt aus dem Nordgermanischen und bedeutet so viel wie Unhold, Riese, Naturwesen. Gerade in den engen Fjordtälern muten die Felsen mitunter bedrohlich an, und man kann mit einiger Vorstellungskraft die Anwesenheit der Trolle spüren. Eine der spektakulärsten Felsformationen nennt sich übrigens Trolltunga, die Trollzunge. Ich habe alle Achtung vor den Norwegern, wie sie ihr Land urbar machten, wie sie die Infrastruktur anlegten, Straßen und Tunnel bauten und trotzdem nach wie vor den Bezug zur Natur aufrechterhalten.

Ungewohnte Helligkeit

Was uns bei der Anreise über Dänemark bis zu dessen nördlicher Spitze, dem Fährhafen Hirtshals, bereits auffiel: Es wird viel später dunkel und viel früher hell als bei uns. Natürlich wussten wir das schon vorher, aber dieses Phänomen selbst zu erleben, ist noch einmal etwas anderes. Unser Biorhythmus kommt irgendwie durcheinander. Je weiter man in den Norden reist, desto extremer wird es. Zunächst freut man sich darüber, dass man länger wach bleiben kann und keine Taschenlampe braucht. Möchte man aber endlich schlafen, so umhüllt einen auch tief in der Nacht lediglich eine leichte Dämmerung. Hoch im Norden, zur Zeit der Sommersonnwende, verschwindet die Sonne überhaupt nicht hinter dem Horizont. Am Nordkap konnten wir damals bei einem Spaziergang nach Mitternacht noch die unbeschreibliche Klarheit des Meerwassers bestaunen und die äußerst saubere Luft einatmen. So wunderbar muss es früher überall auf der Welt gewesen sein.

Der Jotunheimen

Unsere Individualreise führte uns diesmal viel weiter südlich, in den Nationalpark Jotunheimen, übersetzt das »Heim der Riesen«. Dort sollte unser Wahrnehmungsseminar stattfinden.

Das Gebiet des Jotunheimen umfasst eine Fläche von ca. 3500 Quadratkilometer und beherbergt die höchsten Berggipfel Norwegens mit bis zu 2469 Metern Höhe. Ungefähr 60 Gletscher bedecken die Bergrücken. Es war sehr beeindruckend für uns, als wir bei unserer Anreise dem größten Festlandsgletscher Europas, dem Jostedalsbreen, einen Besuch abstatteten. Wir bestaunten dessen Mächtigkeit und das leuchtende Hellblau der Gletscherspalten. Sie schmelzen, die Gletscher, schneller denn je. Ob es einfach der normale Lauf der Zeit ist? Sicherlich tragen wir Menschen auch zur Klimaerwärmung bei. Dennoch bin ich der Auffassung, dass sich das Klima auch ohne uns immer wieder ändert, vielleicht nicht in dieser Schnelligkeit. Auf jeden Fall gibt es leider keinen Stillstand in dieser Entwicklung.

Ankommen im Hochtal

Drei Tage waren wir also nun schon unterwegs und erreichten schließlich den bekannten Ort Lom. Dort waren es gefühlte 15 Grad. Doch die Temperatur sank bald, als wir den geschotterten Weg in das ca. 1000 Meter über dem Meeresspiegel gelegene Hochtal von Soleggen hinauffuhren. Frei laufende Schafe und Kühe, zum Teil mit GPS-Halsband ausgestattet, kreuzten unseren Weg und ließen uns des Öfteren anhalten. Sie hatten keine Eile. Noch ein gutes Stück durch Waldgebiet, dann war unser Seminarhaus auf einer Anhöhe zu erkennen. Hier, an der Baumgrenze, wollten wir also gemeinsam mit anderen intensive Naturbeobachtungen anstellen und unsere Wahrnehmung schärfen.

Da wir bereits recht früh angereist waren, blieb Gelegenheit, unser Zelt aufzuschlagen und bei einem Spaziergang einen ersten Eindruck von der Landschaft zu bekommen. Der geschlossene Wald war, bedingt durch die Höhe, bereits zurückgewichen. Vereinzelt und in kleineren Einheiten wuchsen hier und da noch die anspruchslose Kiefer und die Birke. Unterschiedliche Moose und Flechten sowie Heidekraut und Kleinbüsche bedeckten einen Großteil des Tales, dazwischen eingestreut kleinere und größere Felsbrocken und Wasserflächen. Immer wieder entdeckten wir auch lila blühende, hochgewachsene Pflanzen, die sich später als Eisenhut herausstellten. Ich kenne Eisenhut nur blau blühend. Äußerst giftig ist auch die lila Variante und gleichzeitig ebenso heilsam. Das ganze Tal war umrahmt von Bergen, welche nur am Ende und wie eine Art offenes Auge den Blick zu noch höheren, schneebedeckten Berggipfeln freigaben.

Auch hier im Hochtal hatte der Mensch bereits eingegriffen, aber nicht in dem Maße, als dass man von einer echten Kulturlandschaft hätte sprechen können. Ganz vereinzelt hatte man Häuser errichtet. Auch gab es die eine oder andere, von Gestein frei geräumte Weidefläche. Ansonsten überließ man hier im Nationalpark die Natur der Natur. War das wirklich so? Später stellten wir auch anderes fest.

Im Seminarhaus tranken wir schließlich einen wärmenden Tee und warteten gespannt auf die anderen Teilnehmer, die bis zum Abend nach und nach eintrafen. Sie reisten aus über zehn unterschiedlichen Ländern an, die meisten schätzungsweise über 50 Jahre und um einiges älter. Erfreulicherweise zeigten auch einige Jüngere Interesse an dieser Fortbildung. Bei der ersten Annäherung fanden wir heraus, dass man sich mit Deutsch und Englisch recht gut austauschen konnte. Ja, es waren besondere Menschen, die sich hier trafen. Menschen mit offenem Geist, belesene Menschen, feinfühlige Menschen, Menschen mit Doktortitel oder Heilpraktikertitel, Menschen mit anthroposophischem Hintergrund, Menschen, die sich mit Biologie beschäftigten, und Waldmenschen wie wir, um die ca. 50-köpfige Gruppe wenigstens annähernd zu beschreiben.

Der Begriff »Anthroposophie« setzt sich zusammen aus den griechischen Wörtern »anthropos« – Mensch und »sophia« – Weisheit. Bei der Anthroposophie geht es um die Bemühung um Weisheit und Erkenntnis. Sie ist begründet auf den Einsichten von Rudolf Steiner (1861–1925), der die Meinung vertrat, dass der Mensch in seiner Ganzheit, mit Leib, Seele und Geist, mit der Welt verbunden ist. Er hat seiner Nachwelt vielerlei Anstöße gegeben. So basieren auch die Waldorfpädagogik, die Camphill-Gemeinden, die Eurythmie und die biodynamische Landwirtschaft (bekannt ist die Marke Demeter), um nur ein paar Beispiele zu geben, auf den Lehren Steiners. Dieser wiederum hatte sich unter anderem von den naturwissenschaftlichen Betrachtungen von Johann Wolfgang von Goethe inspirieren lassen. Das heutige Zentrum der Anthroposophen nennt sich daher auch »Goetheanum« und befindet sich in Dornach in der Schweiz, unweit von Basel.

Wahrnehmungserlebnisse der besonderen Art

Dieses Seminar im Jotunheimen war für mich äußerst bewegend und eindrucksvoll und so nachhaltig wirkend, dass ich seitdem den Wald ganz anders aufnehme. Nachfolgend vermittle ich dir ein paar meiner Eindrücke.

Zugegeben, ich hatte mich mangels Zeit nicht auf das vorbereitet, was mich erwarten würde. Mir war nur klar, dass in der Natur noch mehr zu entdecken ist als das, was der Mensch eben für gewöhnlich wahrnimmt. Ich bin sehr froh und dankbar, diesen Weg eingeschlagen zu haben und weiter begehen zu dürfen.

Im Einladungstext stand: »*Manche wollen an die Stelle der Natur neue Welten setzen – durch Technik ... Ohne die Verbindung mit der Natur – einschließlich der Natur in uns, also dem eigenen Leib – wird Forschung unfruchtbar und engstirnig, manipulierbar und manipulierend im Rahmen kurzsichtiger ökonomischer Interessen. Können wir die Naturwissenschaft in ein neues Fahrwasser bekommen, wo Staunen, Fragen und Selbstreflexion den Forscher leiten – in der unbefangenen Wahrnehmung der Natur, welche einstmals Ausgangspunkt und Inspirationsquelle ihrer Kultur bildenden Kraft gewesen ist?*«

Sich mit der Landschaft in Beziehung setzen

Was wir hier lernten, waren – zumindest für mich – völlig neue Ansätze, um sich an die Natur anzunähern und sie besser zu verstehen. Bei einer unserer Exkursionen begaben wir uns an einen kleinen See. Er war umgeben von einigen Birken und anderen nicht besonders hochgewachsenen, recht knorrigen Laubbäumen, Binsengräsern, Heidekraut und Büschen. Auch ein paar morsche Baumstämme sowie Gesteinsbrocken, auf denen sich Moose und Flechten angesetzt hatten, lagen umher. Auf der anderen Seite des Sees stieg der Hang leicht an. Schon aus der Entfernung entdeckte ich die Felswand mit einer senkrechten Felsspalte. Jeder sollte einen Platz aussuchen, der ihn anspricht, und sich darin einfühlen. Ich hatte ihn sehr bald

gefunden, er zog mich an: Es war der Platz vor der Felswand, auf dem sich sehr bald auch andere aus der Gruppe
einfanden.

Der Felsbrocken vor der Felswand war ein idealer Sitz-
platz. Ringsherum herrschte Stille, obwohl die anderen in
der Nähe waren. Neben mir entdeckte ich zartes Wollgras.
Seine weißen Wollbällchen an der Spitze des Halms wiegten sanft im Windhauch hin und her. Das Wasser vor mir –
eine glatte Fläche, in der sich der Himmel spiegelte. Die
schützende Felswand hinter mir war nicht sehr hoch, vielleicht fünf Meter. Da saß ich nun, beobachtete und ließ die
Umgebung auf mich einwirken. Irgendetwas bedrückte
mich hier, machte mich traurig. Ich konnte nicht herausfinden, was es war. Schweigend und jeder für sich kehrten
wir nach einer guten Stunde wieder ins Seminarhaus
zurück.

Etwas später erfuhr ich, dass auch der Referent diesen
Platz als traurig empfunden hatte. Er fand auch später die
Erklärung dazu. Der Platz war aus seiner Harmonie geris-
sen worden. Viel weiter oben über der Felswand verlief ein
Gebirgsbach, der als Wasserfall den Berg hinunterrauschte.
Die Menschen hatten diesen Fluss oberhalb der Felswand
abgebremst und ihn in ein künstlich angelegtes Bachbett
verlegt. Das Wasser floss daher in einer scharfen Kurve
hinter ins Tal, wo es für menschliche Zwecke genutzt
wurde. Sein natürlicher Verlauf wäre an der Felswand
gewesen, vielleicht sogar durch den Felsspalt hindurch.
Der See hingegen bot etwas Ausgleich für diesen Ver-
lust. Er könnte, so wurde uns später erklärt, als Auge verstanden werden, das in den Himmel blickt und damit

Verbindung zwischen Himmel und Erde schafft. Die Elemente der Landschaft stehen also miteinander in Verbindung.

Landschaftsklänge

Des Öfteren wurden wir auch angehalten, einen Ton, eine Melodie für einen Platz oder eine Landschaftsform zu finden. Und tatsächlich. Nachdem ich meine innere Hürde abgelegt hatte, weil ich mich noch nie so etwas gefragt hatte, klappte es. Über dem Moor, am Ende des Hochtals, lag für mich ein hoher Ton, besser gesagt lagen mehrere hohe Töne – vielleicht wie ein gesungenes »I« –, die sich wie vom Wind wiegen ließen. Hätte ich nicht mit beiden Beinen fest im Gras gestanden, hätte ich geglaubt, ich schwebe gerade selbst davon. Denn ich sah über dem Moor zarte Elfen tanzen. Ich glaube, sie haben wirklich dort getanzt.

Das raue Gebirge vor uns erzeugte eher dunklere Töne in mir, bei denen die Buchstaben A, O und U überwogen. Diese Gipfelmassive des Jotunheimen empfand ich als eine geballte Ladung Energie, innen warm, außen mit einer erkalteten Haut überzogen. Die Felswand am See strahlte dagegen auch oberflächlich etwas Wärmendes aus, etwas Schützendes, auch Helles. Sie war mehr porös, durchlässig. So wurde ich mir, ohne es zuvor zu »denken«, der klangartigen Kräfte sowie der wärmeartigen und lichtartigen Kräfte bewusst.

Die Weisheiten der Berge empfangen

Auch blickten wir, nachdem wir eine Weile durch das Tal gewandert waren und diese und jene Inspiration aus der Landschaft empfangen hatten, lange auf die Berggipfel in der Ferne. Der Kursleiter gab uns Hinweise und Tipps, wie man Weisheiten aus den Bergen empfangen kann. Ich schaute und schaute. Nach einer Weile tränten mir die Augen, und ich brach die Übung ab. Diese ganzen Erlebnisse und Eindrücke waren gerade zu viel für mich. Ich habe mir aber fest vorgenommen, weiterzuüben.

Hier fasse ich die Anmerkung des Referenten in meinen Worten zusammen: Warum arbeiten Manager und Politiker nicht mit Meditation? Angesichts der gewaltigen Kräfte und geistigen Präsenz des Gebirges Jotunheimen kann man zum Beispiel zu dem Schluss kommen, dass es höchste Zeit ist, etwas zu ändern in unserer Art und Weise, wie wir auf diesem Erdenball leben. Wir haben keine Instrumente mehr, die Probleme zu lösen. Wir haben keine Antwort mehr. Im Augenblick befinden wir uns an einem großen Wendepunkt, können aber um Hilfe bitten. Eine Minderheit ist bisher auf die Idee gekommen, zum Beispiel mit den Elementarwesen in Verbindung zu treten. So lange wir hochnäsig sind und uns nicht einlassen auf die Natur inklusive des Kosmos werden wir unsere Probleme nicht lösen können. Eine verantwortungsvolle Person muss wissen, welchem Spirit sie folgt: dem Mammon oder einem anderen Spirit. Wir können uns Unterstützung aus der geistigen Welt holen.

Die Bildekräfte und die biodynamische Landwirtschaft

Bei einer anderen Übungseinheit beschäftigten wir uns mit den Bildekräften. Der Kursleiter, ein Landwirt eines biodynamischen Betriebes in der Nähe von Frankfurt/Main, stellte uns zunächst die Frage: »Warum haben die Menschen heute nicht mehr so viel Energie?« Ein wesentlicher Grund dafür, so kamen wir überein: In unseren Lebensmitteln ist nicht mehr viel an Vitalstoffen drin. Lebensmittel sind Mittel zum Leben. Wenn die Böden aber ausgelaugt sind, mehrmals im Jahr auf ein und demselben Feld geerntet wird, man Äcker und Felder überdüngt und sie mit Chemie überschüttet, werden wir irgendwann schwach und krank.

Und jetzt kommt etwas, dem die Forschung unbedingt weitere Aufmerksamkeit schenken sollte: Wendet man den sogenannten »Bildekräfteblick« an, so kann man offensichtlich die Vitalität von Lebensmitteln und deren Wirksamkeit auf den Menschen »erkennen«. Auch auf anderen Gebieten wie zum Beispiel der Medizin und der Wirksamkeit von Arzneimitteln lässt sich der Bildekräfteblick einsetzen. Die Möglichkeiten, die sich uns dadurch eröffnen, sind grenzenlos.

Den Bildkräfteblick lernen und anwenden

Als erste Übung betrachteten wir zunächst zwei Steine: einen grünen Smaragd und einen schwarzen Meteoriten. Der wissenschaftliche Blick untersucht im Grunde nur die

Äußerlichkeiten wie Farbe, Form, Beschaffenheit. Mit dem Bildkräfteblick kannst du auch die Qualität bzw. die Kräfte von Objekten wahrnehmen. Du schaust dabei auf eine besondere Art und Weise »aktiv empfänglich« und in die »Zwischenräume«, die vermeintliche »Leere«. Ich habe mir dies so ausgemalt, als schaue das Objekt – oder auch die Landschaft – selbst in meine Augen hinein. Ich bin dabei nur der Empfänger.

Wir waren alle einer Meinung: Der Meteorit trug definitiv mehr Energie in sich als der Smaragd. Hier möchte ich anmerken, dass wir zuvor nicht wussten, um welche Art Stein es sich handelte.

> Um den Bildekräfteblick zu erlernen, reicht es nicht, ein paar Zeilen darüber zu lesen. Es sind einige Voraussetzungen und Vorübungen erforderlich, um diese Art der Wahrnehmung anzuwenden. Am besten besucht man dazu ein Praxisseminar.

Wir untersuchten auch die Strahlkraft von Wasser. Eine Probe war mit Brennnesselsaft vermischt, die andere mit Löwenzahnsaft. Von der Farbe her konnte man das Wasser nicht unterscheiden. Jeder nahm zunächst einen Schluck und spürte nach, wie sich das Wasser im Körper anfühlte. Die Brennnessel hatte etwas Zusammenfassendes, trug ihre Energie in sich und wirkte mehr im Bauchraum. Der Löwenzahn hingegen strahlte weiter nach außen und bis in Arme, Beine und in den Kopf hinein.

Mit der Brennnessel unternahmen wir einen weiteren Versuch. In eine offene Obstkiste hatten wir bereits vorbereiteten Kompost gefüllt. Nun stellten wir ein Glas mit frisch abgezupften Brennnesseln hinein und wandten den Bildekräfteblick an. Wie würde der Kompost reagieren? Meine Wahrnehmung: Ohne Brennnessel »atmet« der Kompost, das heißt, die Komposterde bewegt sich auf und ab wie ein Bauch. Mit Brennnessel hingegen beruhigt sich der Kompost. Der Landwirt erklärte später, dass Brennnessel umhüllend wie eine zarte Haut wirke. Es seien Marienkräfte, die von außen einwirken. Und Löwenzahn stelle eine Verbindung zwischen Oben und Unten her. Das waren für mich völlig neue Betrachtungsweisen!

Zum Abendessen gab es Getreideauflauf und grünen Salat. Es sah lecker und gesund aus und war mit Liebe zubereitet. Bevor ich Messer und Gabel aufnahm, begutachtete ich mit dem neu erlernten Blick, was da auf dem Teller lag, und was empfing ich? Das Getreide sah aus wie ein Klumpen, wärmend, mit viel Energie. Der Salat hingegen wirkte eher nach außen strahlend und vital. Er sprach mich viel mehr an als das Getreide. Ich fragte meinen Freund, ob er dasselbe empfand. Er bejahte. Wir ließen uns das Essen schmecken, doch danach hatte ich Bauchschmerzen. Das Getreide lag wie ein Stein in meinem Bauch und bereitete mir Magen- und später Darmkrämpfe. Der Salat hatte es nicht sein können, da ich fast täglich und ohne Probleme Salat esse. Für meinen Körper ist Getreide offensichtlich nicht geeignet.

Anderntags untersuchten wir die Exkremente der Hoftiere. Wir waren alle sehr amüsiert darüber, als der Landwirt die Deckel der beiden Metalleimer lüftete: Schafsköttel und Kuhfladen sollten wir mit dem Bildekräfteblick anschauen. In der Tat, die Tierexkremente hatten unterschiedliche Qualitäten. Während die Köttel geballte Energie ausstrahlten, zeigte sich der Kuhfladen mehr wärmend.

Nun fragst du dich vielleicht, warum wir solche Übungen unternahmen. Tierexkremente eignen sich gut als Dünger. Man sollte nur wissen, wie viel und in welcher weiteren Zusammensetzung welcher Dünger für welche Pflanze geeignet ist. Mithilfe des Bildekräfteblicks kann man es herausfinden. Großflächig ausgebrachte Gülle auf den Wiesen bringt nur Folgendes: Entsorgung der Gülle! Und die Gülle sickert in das Grundwasser. Die Vielfalt der Pflanzen wird zerstört. Auf der einst wunderbaren und für Bienen so wichtigen Blumen- und Kräuterwiese findest du im Grunde nur noch den Löwenzahn. Für den Fortbestand der Bienen ist dies sehr bedenklich. Weißt du, was es bedeutet, wenn die Entwicklung in diesem Maße weiter voranschreitet? Genau: unseren Untergang.

Biodynamischen Dünger herstellen

In der biologisch-dynamischen Landwirtschaft wird der Dünger monatelang vor seinem Einsatz vorbereitet: Die Präparate werden meist von Herbst bis Frühjahr oder eventuell auch über den Sommer an bestimmten Orten eingegraben und später mit anderen Kompostbestandteilen, so auch tierischen Exkrementen, vermischt. Als Zugabe nutzt man zum Beispiel die Schafgarbe, die in eine Hirschblase gefüllt wird. Kamille kommt in den Rinderdarm, Eichenrinde wird in einem Rinderschädel präpariert, Kuhmist und Quarzsand jeweils in einem Kuhhorn.

Der Landwirt hatte präparierten Quarzsand mitgebracht. Er ließ eine gute Handvoll in den mit Wasser gefüllten Metalleimer rieseln. Dann sollten wir das Wasser kräftig umrühren, bis der Wasserstrudel bis zum Boden des Eimers reichte. Dann in die andere Richtung und immer so fort. Eine Stunde lang. Es war eine sehr meditative Angelegenheit. Manch einem schmerzte irgendwann der Arm. Da kam schon die Ablösung. Was wir – ohne Ausnahme – feststellten, war: Das Wasser änderte seine Konsistenz. Je länger wir rührten, desto mehr hatten wir den Eindruck, aus dem zuerst spritzigen Wasser entstünde eine Art Wasserklumpen, wie bei einem Teig, den man in der Schüssel rührt. Ich hatte auch das Gefühl, dass durch den Strudel etwas aus der Atmosphäre in das Wasser hineingezogen wurde. Nach einer Stunde schien das Wasser offensichtlich gesättigt. Der Strudel reichte nicht mehr bis zum Eimerboden. Interessant fand ich auch, dass die Pflanzen, die um den Eimer herum wuchsen, ab einem bestimmten Zeitpunkt ihre Köpfe über den Eimerrand ragen ließen. Ich weiß es noch genau, denn nach einer Weile schlug der Rührstab gegen die Köpfchen der Storchenschnabelpflanze, wo vorher nichts zu sehen gewesen war. Entweder sind Pflanzen neugierig, oder sie lieben dieses Quarzsand-Wassergemisch.

Nach dem Rühren füllten wir das Wasser in eine Sprühflasche. Eine Teilnehmerin besprühte damit einen Busch, während wir anderen den Busch mit dem Bildekräfteblick betrachteten. Es war unglaublich! Der Busch änderte für ein paar Minuten seine Farbe. Sie war plötzlich viel intensiver, viel kräftiger. Wir hatten den Eindruck, als genieße der Busch diesen Sprühnebel. Wir probierten es noch an anderen Pflanzen aus – derselbe Effekt. Immer wurde die Farbe der Pflanze intensiver, die Pflanze selbst belebter.

Landwirte, die biologisch-dynamische Landwirtschaft betreiben, kennen sowohl die Spritzpräparate als auch die Kompostpräparate. Beides stellen sie selbst oder in einer Hofgemeinschaft her. Und sie wissen, anhand ihres Ertrages und der hohen Qualität der Lebensmittel, dass es sich lohnt, sich mit dem Dünger Mühe zu geben. Wenn man verstanden hat, was die Erde braucht, wird sie sich auch dankbar zeigen und etwas zurückgeben. Wir können nicht nur nehmen. Helfen wir dem Boden und den darauf wachsenden Pflanzen, dass sie sich wohlfühlen, so werden sie dankbar sein und sich auch uns erkenntlich zeigen.

Bildekräfteblick im Wald

Längst sind wir von Norwegen zurückgekehrt. Doch wie überrascht waren wir, als wir unsere Wanderungen im heimischen Wald wieder aufnahmen: Der Wald wirkte ganz anders auf uns, als wir ihn bisher kannten! Schon beim Eintritt erschienen die Farben viel intensiver. Die unterschiedlichen Grüntöne leuchteten uns entgegen und ließen uns darin eintauchen. Bei unserem Seminar hatten wir den Bildekräfteblick in weiter Landschaft angewandt. Jetzt standen wir wieder zwischen unseren Bäumen im Pfälzerwald.

Wow! Der Wald war plötzlich wie beseelt und wesenhaft! Nicht nur ich, auch mein Partner hatte das Gefühl, als würde jedes einzelne Wesen, jede Pflanze, jeder Baum, jeder Stein, jeder Wurzelstock mit uns in Kommunikation treten und uns aufnehmen wollen in dieses »Ganze«. Es wurde uns eine neue Welt eröffnet, an der wir teilhaben **dürfen**. Ich kann zum jetzigen Zeitpunkt noch nicht sagen, was uns die Geschöpfe des Waldes vermitteln wollen. Aber sie sind offensichtlich bereit, auf ihre Art und Weise mit uns zu »sprechen«.

Als wir an der Einkehrhütte angelangt waren, war dieser Eindruck vorbei. Genuss und Komfort sowie der Lärm der Mitmenschen hatten alles weggewischt. Wir waren wieder in unserer bisherigen, bekannten Welt angekommen. Zum Glück haben wir uns diese Wahrnehmungskanäle bewahrt: Bei Wanderungen zu zweit oder alleine kann man sie jederzeit wieder aktivieren. Wer weiß, welche weiteren Türen sich noch öffnen!

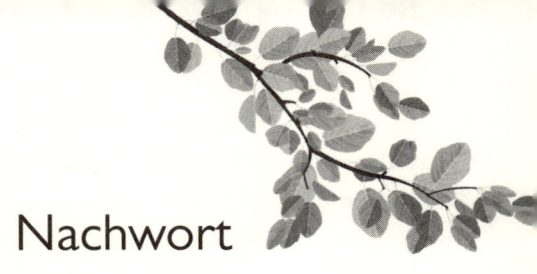

Nachwort

Drei Gegebenheiten
stimmen mich besonders froh

Die erste:

Nun bin ich ja mit über 50 Lebensjahren nicht mehr die Jüngste. Um am Ball zu bleiben, besorgte ich mir vor ein paar Jahren ein Smartphone. Auch schrieb ich mich bei Facebook und anderen sozialen Netzwerken ein. Natürlich kann man sich auch in der Informationsflut verlieren, speziell dann, wenn es Informationen sind, die für das eigene Leben überhaupt keine Bedeutung haben. Leider vertreiben sich viele Menschen heutzutage damit die Zeit. Aber: Das Smartphone nutze ich als mobiles Büro. Per Whats-App halte ich Kontakt zur Familie und den Freunden. Auf Facebook habe ich schon sehr interessante Kontakte geknüpft, und das Internet nutze ich als gigantische Wissensdatenbank. Wenn mir alles zu viel wird, gehe ich in den Wald.

Und so kam es, dass ich mit meinem Freund an einem Abend im Herbst wieder einmal auf einer alten Burg übernachtete. Nein, es war nicht im Pfälzerwald, und der Ort soll auch unser Geheimnis bleiben. Wir sammelten ein bisschen Feuerholz und richteten die Schlafstätte her.

Wanderer waren nicht mehr zu erwarten, denn es dämmerte schon. Ich baute ein kleines Tipifeuer auf, das uns mit seiner Wärme bald ein heimeliges Gefühl gab. Der Wind hatte sich gelegt. Es war mucksmäuschenstill ringsherum. Was für eine Erholung! Während wir unser mitgebrachtes Essen auspackten und auf dem Kocher wärmten, leuchteten schon die ersten Sterne am Himmel. Warm angezogen und satt unterhielten wir uns ein bisschen. Es war mittlerweile dunkel geworden. Da sahen wir plötzlich von der Treppe her eine Gestalt auf uns zukommen. Oje, wer mochte denn das jetzt wohl sein? Wie sich herausstellte, war es ein junger Mann. Er wollte, so erzählte er uns auf Englisch, hier noch ein bisschen auf seinem mitgebrachten Didgeridoo spielen. »Kein Problem«, entgegneten wir, das sei uns doch eine Freude. Tatsächlich brachte er aus diesem großen Bambusrohr erstaunliche Töne hervor, die sich wundersam in die natürliche Umgebung einfügten.

Unser anschließendes Gespräch ergab, dass er zurzeit keine Wohnung hatte. Er wollte auch im Moment keine, denn er bevorzugte den Kontakt zur Natur. Das fand ich richtig erstaunlich. Der junge Mann war kein armer Obdachloser. Er war auch weder verwahrlost noch geistig verwirrt. Er hatte Arbeit und Freunde, bei denen er auch mal duschen konnte. Später sahen wir, wie er oben auf dem Turm andächtig in den Nachthimmel blickte. Wir standen auf der anderen Seite und waren ebenso erfüllt von dem wunderbaren Firmament über uns. Morgens, als wir unseren Platz wieder sauber hinterlassen hatten und die Burgtreppe hinabstiegen, machte auch er sich wieder auf den Weg, wohl zu seiner Arbeit.

Die Begegnung mit dem jungen Mann stimmte mich sehr froh. Es gibt immer mehr Menschen, die das Bedürfnis haben, sich der Natur zuzuwenden. Dieser junge Mann hat sie schon in sich aufgenommen.

Die zweite:

Ich habe mir jetzt schon einen Platz ausgesucht, wo meine Asche landet, wenn meine Seele ins Universum entfleucht ist: im Ruheforst in Frankenstein, in der Nähe des Wanderwegs zur Einkehrhütte Lambertskreuz. Einmal nahm ich an diesem Ort Anteil an einer Beerdigung. Der Forstbeamte trug die Urne vor uns her, während wir zur Andachtsstelle schritten. Die Andacht durfte die Familie so gestalten, wie sie es wollte. Ja, wir heulten uns fast die Augen aus, aber an der Stelle im Wald, in der die Urne vergraben werden sollte, kam plötzlich ein kleiner Singvogel vorbei und setzte sich auf einen Ast im Gesträuch neben dem Erdloch. Er neigte das Köpfchen und blickte uns verwundert an. Dann flog er mal hierhin, mal dahin und schien verwundert über das, was diese Gemeinschaft wohl gerade hier machte. Wir waren uns einig: Bestimmt war es ein Zeichen der Verstorbenen. Energien werden immer weitergegeben. Sie gehen nicht zu Ende. Wie schön! Und wenn man Spuren hinterlassen hat, kann man das Erdenleben, wie es jetzt ist, zu einem ungewissen Zeitpunkt auch ganz beruhigt wieder »loslassen«.

Der klarste und deutlichste Weg in das Herz des Universums
führt durch die Wildnis eines Waldes.
(John Muir)

Und die dritte:

Es war kurz vor Weihnachten 2017, als ich einmal wieder eine Runde durch den Stadtpark drehte. Ja, ich musste einfach kurz mal raus an die frische Luft, weil mich die Weltgeschehnisse ziemlich aufgewühlt hatten. Kranke, machthungrige Diktatoren, die ganze Länder und damit die eigentlich friedliebenden Völker gegenseitig aufstacheln, falsch betriebene Agrarwirtschaft, die Zerstörung der Umwelt, Armut – auch direkt um die Ecke in Deutschland. Dabei wollen die meisten Menschen doch nur eines: in Frieden und Liebe und Wohlstand leben.

Ich spazierte also über den Rasen im Park, und plötzlich fiel mir eine hochgewachsene Buche auf. Da sie unbelaubt war, konnte man ihre Äste und Zweige gut erkennen. In ungefähr zwanzig Metern Höhe hatte sich der Stamm in zwei dünnere Stämme verzweigt. Sie waren wohl vor einigen Jahren schon einfach abgekappt worden. Doch oh Wunder: Neben den Schnittstellen hatten sich wieder neue, wenn auch noch recht dünne Äste ausgebildet, die längst in die Höhe wuchsen. »Danke, Baum, für diese Botschaft!«, murmelte ich. Es wird höchste Zeit, dass wir von festgefahrenen Strukturen wegkommen und Neues entstehen kann. Und es gibt sie: die guten Ideen und Menschen, die keine Scheu haben, etwas zum Positiven zu verändern.

Liebe Leserin, lieber Leser,

Der Wald war für mich schon immer ein besonderer Ort. Dass das »Waldbaden« immer populärer wird, liegt daran, dass viele Menschen krank sind. Der Wald wird als »Gesundungsort« entdeckt. Das ist aber lediglich der »moderne« Zugang zur Natur.

Den Wald muss man als Ganzes betrachten, in seiner Schönheit, in seiner Wirkung auf uns Menschen und als Teil der Erde, auch als Teil von uns selbst. Es gibt keine Trennung.

Der Mensch sucht nach Erkenntnis. Im Wald findet er einen guten Zugang. Vielleicht müssen wir aber auch nicht alles wissen. Doch ich bin bereit, »hinter die Kulissen« zu blicken. Wie ist es so spannend draußen – und wie langweilig dagegen auf dem Sofa! Oder was meinst du?

Ich freue mich unendlich, dass du bis zum Ende dieses Buches gelesen hast. Nun bin ich erst einmal »ausgebrannt«. Jetzt bist du dran, das, was ich dir an Energie mitgegeben habe, innerlich zu verarbeiten und etwas daraus zu machen. Der Wald verfügt über heilsame Kräfte. Geh hinaus, und lerne ihn kennen und wertschätzen. Danke.

Mit natürlichem Gruß
Deine Ina

Lied der Allmutter

Ich bin die Mutter Erde, und du bist eines meiner
Kinder,
entdecke, wer du bist, und suche dein göttliches
Wesen.
Felsen und Stein, Ton und Torf – alle Schichten sind
ein Teil von mir,
Juwelen und Kristalle, Edelsteine und Gold sind in
meinem Herzen verborgen.
Kräuter und Blumen, Bäume und Sträucher, all das
grünt auf mir,
Moose und Pilze, Flechten und Weinreben, all das
sieht man auf mir.
Pferde und Rinder, Schweine und Wild, Bären und
Löwen laufen auf mir,
Schlangen und Spinnen, Ratten und Schnecken, alle
Kreaturen haben ihre Heimat auf mir.
Murmelnde Bäche und stille Quellen, rauschende
Flüsse fließen auf mir.
Winzige Fische, mächtige Wale, heilige Lachse
springen für mich,
Tintenfische und Haie, Krill und Krabben füllen das
tiefe Wasser für mich.
Zaunkönige und Lerchen, Krähen und Schwalben
füllen meine Himmel mit pfeilschnellem
Flug,
Falken und Adler, Fledermäuse und Eulen fangen
ihre Beute bei Tag und bei Nacht.

Kriechende Würmer und fliegende Füchse,
wimmelnde Ameisen erfüllen ihr Leben im
Einklang mit mir,
auf dem Weg der Natur, so wie die Honigbienen
meine Bienenstöcke versorgen.
Nur Menschen berauben ihresgleichen, plündern
das Land, verschmutzen das Meer,
Töten aus Spaß, zerstören die Wälder, lassen vergif-
tete Dämpfe im Wind aufsteigen.

Ich werde leben, denn ich kann mich heilen, selbst
wenn ihr Menschen sterbt,
aber du kannst lernen, wie Kinder es sollten, in
Frieden unter dem Himmel zu wachsen.

(Verfasser mir unbekannt)

»Besteige die Berge und empfange ihre
guten Neuigkeiten.
Der Frieden der Natur wird in dich einfließen,
wie der Sonnenschein in Bäume fließt.
Die Winde werden ihre Frische in dich hineinwehen,
die Stürme ihre Energie,
während deine Sorgen wie Blätter im Herbst
von dir abfallen werden.«

(John Muir)

Literaturhinweise

Arvay, Clemens G.: Der Biophilia-Effekt. Heilung aus dem Wald. Wien 2016

De las Heras, Brigitta: Die Reise durch den Jahreskreis. Rituale, Phantasiereisen und Tänze zu den 8 Jahreskreisfesten. Darmstadt 2005

Fischer, Sepp und Blaumeister, Michael: Bushcraft. Das Buch vom Waldhandwerk. Stuttgart 2017

Fleischhauer, Steffen Guido/Guthmann, Jürgen: Essbare Wildpflanzen. 200 Arten bestimmen und verwenden. Baden und München, 3. Auflage, 2008

Gienger, Michael: Heilsteine. 555 Steine von A–Z. Saarbrücken, 5. Auflage, 2017

Hendel, Barbara und Ferreira, Peter: Wasser & Salz, Urquell des Lebens. Herrsching 2004

Li, Qing: Forest Medicine, Effect of phytoncides from forest environments on immune function. Hauppauge (NY) 2012

Michl, Christoph: Mit Luther zu neuen Ufern – Die eigentliche Reformation beginnt erst. Kaiserslautern 2017

Nachtigall, Prof. Dr. Werner/Blüchel, Kurt G: Das große Buch der Bionik, Stuttgart/München 2000 (Zitat: S. 349)

Storl, Wolf-Dieter: Der Selbstversorger. Das Praxisbuch zum Eigenanbau. München 2013

Vogel, Johannes: Pflanzliche Notnahrung. Survivalwissen für Extremsituationen. Stuttgart, 2. Auflage, 2017

Volz, Heinz: Überleben in Natur und Umwelt. Regensburg, 16. Auflage, 2015

Von Bonin, Felix: Kleines Handlexikon der Märchensymbolik. Stuttgart 2001

Wohlleben, Peter: Das geheime Leben der Bäume. Was sie fühlen, wie sie kommunizieren. München 2015

Nützliche Internetseiten

www.waldbaden.org (Angebote der Autorin zum Thema Waldbaden)

www.bildekraefte.de (Gesellschaft für Bildekräfteforschung)

www.countrymeters.info (Weltbevölkerungsuhr)

www.fasten-wander-zentrale.de (Auswahl an über 500 Fastenwanderungen)

www.forest-medicine.com (The society of forest medicine within the Japanes Society for Hygiene)

www.go4diamond.org (Netzwerken lernen)

www.gutmühlberg.de (Lernort Bauernhof, Pfalz)

www.hdn-pfalz.de (Haus der Nachhaltigkeit, Pfälzerwald)

www.letterboxing-germany.info (Moderne Schatzsuche-Touren)

www.solidarische-landwirtschaft.org (Landwirtschaft mitgestalten)

www.trekking-pfalz.de (Übernachtungsplätze im Pfälzerwald)

www.wildnisschule-donnersberg.de (Wildnisleben, Jahreskreisfeste)

Danksagung

Dass mir dieses Buch aus der Feder (bzw. in die Tasten) floss, habe ich in erster Linie dem Wald zu verdanken. Er hat mich auf meinen Weg geführt, mich inspiriert und angestoßen. Jedes Mal, wenn ich in ihn eintauche, bedanke ich mich für sein Da-Sein. Meine Wandergruppen, meine Familie, mein Partner und meine Freunde trugen wesentlich dazu bei, dass ich aus einem großen Schatz an gemeinsamen Naturerlebnissen schöpfen konnte und kann. Herzlichen Dank! Insbesondere danke ich meiner Teilnehmerin Ira M., die mich auf den Begriff Waldbaden aufmerksam machte. Vom Initiator des go4diamond-Vereins und Netzwerker zwischen Menschen durfte ich bereits viel lernen, so auch die Lebenseinstellung »Tu es einfach!«. Danke, Rainer S.! Danke auch an Gudrun K., meine Hexenfreundin und Lehrerin in Sachen Wildkräuter. Zum Glück habe ich den Kern nicht geschluckt. Sie hatte mich ja gewarnt. Danke an den Integral Verlag, der mich ermunterte, dieses Buch zu schreiben. Ein spezieller Dank geht auch an die Lektorin Sabine Zürn, die mir als Erstautorin geduldig und mit Rat und Tat zur Seite stand. Ich bedanke mich gleichfalls bei den Rechteinhabern der im Buch zitierten Gedichte für die freundliche Genehmigung zur Veröffentlichung.

Sollte ich jemanden nicht erwähnt haben, bitte ich um Nachsicht. Ich kenne so viele Menschen, die mich auf meinem Lebensweg bereits begleitet, mich herausgefordert und weitergebracht haben. Danke an alle. Vielleicht stellt dieses Buch einen Ausgleich dar.

Über die Autorin

Ina Schmitt, 1964 in Kaiserslautern geboren, ist seit ihrer Kindheit eng mit der Natur verbunden. Viel Zeit verbrachte sie bei Tante und Onkel auf dem Bauernhof im Kuseler Land. Der Vater nahm sie mit auf Naturbeobachtungen im Pfälzerwald, und die Großmutter, die ein kleines Häuschen am Waldrand nahe bei Kaiserslautern bewohnte, brachte ihr den Wald so nahe wie niemand sonst. Nach dem Abitur, bei dem sie die »Ehrfurcht vor dem Leben« mit auf den Weg bekam, arbeitete die Autorin zunächst in Großstädten wie München und Berlin als Fremdsprachenkorrespondentin, später im Vertrieb. Nach ihrem Burn-out entschied sie sich, ihre wahre Berufung zu finden. Die Antwort auf ihre Suche fand sie im Wald. Seit 2008 ist die Autorin als Natur- und Wildnispädagogin und Fasten-Wander-Leiterin *tätig*. In diesem Buch verbindet sie ihre Berufs- und Lebenserfahrungen mit den Erkenntnissen aus dem Wald. Den Anstoß dazu gab das aus Japan stammende »Shinrin-Yoku«, übersetzt »Waldbaden«, eine Form der Gesundheitsvorsorge durch den Aufenthalt im Wald. Nach Meinung der Autorin kann man den Wald weder auf seinen forstwirtschaftlichen Nutzen noch auf den gesundheitlichen Aspekt reduzieren. Das Waldbaden ist lediglich ein Türöffner. Wer den Wald nicht kennt, wird ihn auch wenig wertschätzen. Es wird höchste Zeit, wieder Kontakt aufzunehmen. »Die heilsame Kraft des Waldes« ist ein Buch mit vielen Lebenstipps, das zum Nachdenken über das eigene Leben und das Leben auf der Erde anregt und aus dem sich tiefer gehende Erkenntnisse entwickeln können.